现代中医临床研究与应用

任芳 龚星星 李忠军 郭阳阳 张春雪 杨其斌 主编

U0253885

吉林科学技术出版社

图书在版编目（CIP）数据

现代中医临床研究与应用 / 任芳等主编. -- 长春 : 吉林科学技术出版社, 2024. 6. -- ISBN 978-7-5744-1621-5

Ⅰ. R24

中国国家版本馆 CIP 数据核字第 2024ZK7746 号

现代中医临床研究与应用

主　　编　任　芳　等
出 版 人　宛　霞
责任编辑　梁丽玲
封面设计　王　佳
制　　版　王　佳
幅面尺寸　185mm × 260mm
开　　本　16
字　　数　150 千字
印　　张　10.5
印　　数　1~1500 册
版　　次　2024 年6月第1 版
印　　次　2024年10月第1次印刷

出　　版　吉林科学技术出版社
发　　行　吉林科学技术出版社
地　　址　长春市福祉大路5788 号出版大厦A 座
邮　　编　130118
发行部电话/传真　0431-81629529 81629530 81629531
81629532 81629533 81629534
储运部电话　0431-86059116
编辑部电话　0431-81629510
印　　刷　廊坊市印艺阁数字科技有限公司

书　　号　ISBN 978-7-5744-1621-5
定　　价　65.00元

版权所有　翻印必究　举报电话：0431-81629508

《现代中医临床研究与应用》

编委会

主　编

任　芳　北京市石景山医院

龚星星　新余钢铁集团有限公司中心医院

李忠军　仪征市中医院

郭阳阳　聊城莘县第三人民医院

张春雪　德州市中医院

杨其斌　四川省达州市大竹县第四人民医院

副主编

陈　容　成都市龙泉驿区中医医院

李　季　广西医科大学第二附属医院

罗　斌　成都市新都区中医医院

唐　军　广汉市中医医院

董润标　广东医科大学顺德妇女儿童医院（佛山市顺德区妇幼保健院）

樊红娟　国药同煤总医院

蒋明江　四川省江油市人民医院

颜小明　苍溪县中医医院

唐　波　大竹县中医院

邓多喜　湖南食品药品职业学院

编　委

吴　娟　湖南省中西医结合医院药剂科

前　言

随着医学科学的飞跃发展，中医药事业在各个领域有了长足的进步，各种行之有效的特色治疗方案越来越受到人们的关注，逐渐成了我国医疗卫生体系中的重要组成部分。本书的编写宗旨是力求融汇古今、突出重点、言语简洁，本书从临床中医理论概述入手，以突出中医学的特色和优势为主，借鉴现代医学的研究成果，主要阐述了临床内科、骨伤科、儿科等各种临床疾病的诊断与治疗，保持了中医临床疾病诊治理论体系的科学性和完整性。本书内容丰富，可为中医临床与教学工作者了解信息、汲取经验、开阔思路提供有益的借鉴。

目 录

第一章　绪论

第一节　中医内科学的定义、性质和范围

中医内科学是运用中医学理论和中医临证思维方法，阐述内科所属疾病的病因病机、辨证论治及预防调护规律的一门临床学科。它以中医脏腑、气血津液、经络等生理病理学说为指导，注重传承古今中医经典名著、名医的学术思想及临床经验，系统反映辨证论治的特点，是中医学、针灸推拿学、中西医临床医学等专业的主干课程，也是临床其他各科的基础。

中医内科学是中医基础理论联系临床各学科的桥梁，具有承上启下的作用。基础理论知识只有经过内科学的进一步讲授和临床实习，才能被深入理解和掌握；临床各学科则必须以内科学为基础，才能更好地熟悉本学科的特点和技能，从而更灵活地运用于临床，这就是内科学重要性之所在。

在源远流长的中医学发展进程中，内科学一直受到人们的重视，经过长期的积累和整理，使内科学知识，包括病因学、病机学、分类学、治疗学等内容，在广度和深度上都得到了发展，形成了较为完整的理论体系，能够有效地指导临床实践。

中医内科古称“疾医”“杂医”“大方脉”，即中医内科学研究的范围很广。传统将其研究的疾病分为外感病和内伤病两大类。一般来说，外感病主要指《伤寒论》及温病学所涉及的伤寒、温病等热性病，它们主要由外感六淫及疫疠之气所致，其辨证论治是以六经、卫气营血和三焦的生理病理理论为指导。内伤病主要指《金匮要略》及后世内科专著所述的脏腑经络、气血津液等杂病，它们主要由七情、饮食、劳倦等内伤因素所致，其辨证论治是以脏腑、经络、气血津液的生理病理理论为指导。

随着时代的前进、学术的发展、学科的分化，原来属于中医内科学范畴的外感病如伤

寒、温病等热性病已另设专科，而部分急症则归入中医急诊学的范畴。本教材所讨论的内容主要是内伤杂病和部分外感病，即以脏腑、经络、气血津液疾病为主要研究和阐述对象，按其体系分为肺系病证、心系病证、脑系病证、脾胃系病证、肝胆系病证、肾系病证、气血津液病证和肢体经络病证。

第二节　中医内科学术发展源流

中医内科学是中医学宝库中的重要组成部分，古称“大方脉”，它是人类在长期的医疗实践中不断积累逐渐形成的。

中医内科学在中医学中具有特殊地位，它的起源可以追溯到原始社会。如《山海经》中，有“风”“疟”“疫疾”“腹痛”等内科病证的名称和症状。随着人类社会生产力不断发展，社会分工不断细化，各行各业日趋专业化，内科学就逐渐从医疗实践中突出并独立出来。《周礼·天官》记载了当时的宫廷医生已分有疾医、食医、疡医、兽医四种，其中疾医相当于最早的内科医师。随着医疗实践的不断深入，内科学的理论知识和临床经验得到迅猛的发展，尤其是《黄帝内经》的问世，被视为战国以前医学知识的总结。

一、奠基时期

殷周之际出现的阴阳五行学说是朴素的唯物主义学说，至春秋战国时代，则被广泛用于阐述和解释一切自然现象，并被中医学采纳，以此探讨和认识人体生理病理现象，从而促进了医学的发展，也为中医学奠定了比较坚实的理论基础。因此，自战国至秦汉这一时期为中医学理论体系的奠基时期。

《黄帝内经》全面总结了秦汉及以前的医学成就，是我国最早的一部医学总集，其最显著的特点是体现了整体观念和辨证论治。该书包括《素问》《灵枢》两部分，共 18 卷，各 81 篇。其基本理论可概括为：①强调整体观念。人体是一个有机的整体，人的健康及疾病状态与自然环境有一定的关系。②以气化论为基础，将阴阳五行学说贯穿于生理、病理、诊断及治疗等各方面，摸索出人体疾病变化与治疗的大致规律。③重视脏腑、经络、气血理论，论述人身五脏六腑、十二经脉、奇经八脉等的生理功能、病理变化及其相互关系。④从正邪两方面探讨疾病发生发展的本质，详细介绍了六淫、七情、饮食、劳伤等病因以及脏腑、气血、经络的病理变化规律。提出“病机十九条”，强调“谨守病机，各司其属”，为后世医家完善病机理论奠定了基础。⑤论述望、闻、问、切四诊的诊断方法和具体内容。⑥确定治未病、因时因地因人制宜、标本、正治反治、制方、饮食宜忌、精神治疗及针刺大法等。⑦提出“谨察阴阳所在而调之，以平为期”等中医治疗原则。形成了比较系统的理论体系，已具理法方药的雏形，成为内科学理论的渊源。另外，《黄帝内经》还记叙了二百多种内科病证，从病因、病理、病性转化及预后等方面做了简要的论述，有些病证还设专篇加以讨论，如“热论”“咳论”“痿论”“疟论”“痹论”等，为后世中医内科疾病的分类、命名与诊治奠定了理论基础。

东汉张仲景继承了《黄帝内经》等古典医籍的基本理论，建立了包括理、法、方、药在内的较为系统的辨证论治体系，使中医学的基础理论与临床实践密切结合起来，走上了科学发展的轨道。《伤寒论》以六经论伤寒，分别讨论各经病证的特点和相应的治法方药，还阐述了各经病证的传变关系以及合病、并病或失治、误治引起的变证、坏证的辨证与治疗方法。通过六经辨证，又可以认识证候变化方面的表里之分、寒热之异、虚实之别，再以阴阳加以总概括，从而为后世的八纲辨证打下了基础。《金匮要略》以脏腑论杂病，以病证为专题、专篇加以论述，如肺痈、肺痿、痰饮、黄疸、下利、水肿等病证的病因病机、辨证方法与治疗方药。张仲景开创辨证论治的先河，临证时因证立法、以法系方、按方遣药，而且注意剂型、煎服法对治疗效果的影响。书中共制 375 首方剂，其中有不少功效卓著的名方一直沿用至今。因此，《伤寒杂病论》在中医学术及内科学的发展中占有重要的位置。

二、继承发展时期

自两晋至唐宋，由于中医学理论与临床的发展，医学教育也达到比较完善的程度。宫廷医学校的课程规定，必须先学《素问》《神农本草经》《脉经》等基础课，然后再学习包括内科在内的临床各科，以强化理论与实践之间的有机联系，亦可看出内科在当时所处的地位和所具有的规模。隋唐时代，对内科中的多种疾病已有详细的论述，如对伤寒、中风、天行、温病、脚气病、地方性甲状腺肿等都积累了一定的辨治经验，对绦虫病、麻风、恙虫病、狂犬病的预防和治疗亦具有较高的水平。如《外台秘要•消中消渴肾消》中记载“每发即小便至甜”的证候特征，而对黄疸病及治疗效果的观察则提出“每夜小便中浸白帛片，取色退为验”。孙思邈《备急千金要方》记载了犀角地黄汤、独活寄生汤等许多内科常用有效方剂，沿用至今。《诸病源候论》是我国现存最早的病因病理学及证候学专著，其中记载内科病27卷，内科症状784条，对每一个病证的病因、病理、证候分类进行了深入的探讨和总结。如对泄泻与痢疾、痰证与饮证，一反过去之统称而分别立论；对寸白虫的病因、疟疾的分类、麻风病的临床表现都具有极其深刻的认识。

宋代对于医学人才的选拔与培养比较重视，规定了各科人员之间的比例关系。《元丰备对》记载，宋神宗时“太医局九科学生额三百人”，分科中属内科的大方脉120人，风科80人，可见当时对内科之重视。从宋代起，金、元、明代均设有大方脉科，这是治疗成人各种内科疾病的专科，这种设置促进了内科的进步与发展。

金元时期最具代表性的四位医家各自结合当时的社会背景、疾病特点，在传承前人学术经验的基础上，创新性地总结了具有特色的病因病机理论、辨治方法。如刘完素对五运六气学说有深入研究，撰《素问玄机原病式》。他以《素问》病机十九条为基础，创立火热理论，擅长重用寒凉药以治火热病证，倡导辛凉解表、表里双解、攻下养阴及养肾水、泻心火等治法，拓宽了中医治疗温热病的思路。同时，阐发《黄帝内经》亢害承制理论，初步建立了相火理论的轮廓。由于善用寒凉药物治病，后人称其为“寒凉派”。张子和传承刘完素学术思想并加以发挥，认为疾病发生的根本原因全在于病邪之侵害，不论外因、内因致病，一经损害人体，即应设法祛邪外出，不能让其滞留体内为患。他把汗、吐、下三法广泛运用于临床，并有独到的见解。由于治病以攻邪为主，后人称其为“攻下派”。李东垣生活于金元社会动荡之年，百姓饥寒交迫，饮食不节，体质虚弱，所治患者大多由于脾胃损伤，因而提出“内伤脾胃，百病由生”，创补中益气汤、升阳散火汤、复元活血汤等有效方剂。由于擅长温补脾胃，后世称其为“补土派”。朱丹溪师承罗知悌，集刘、张、李诸家学术于一体，对气血痰郁、湿热、痰瘀互结等病机理论阐发深入，对哮喘、痛风、痿证等多种常见内科杂症辨治经验丰富，创越鞠丸、二妙丸、保和丸、虎潜丸、大补阴丸等方剂，沿用至今。由于力倡“相火论”“阳有余，阴不足”，对滋阴降火之法研究颇深，故后世称其为“滋阴派”。此四者形成了对后世影响极大的四大学派，被后世称为“金元四大家”。金元四大家及其弟子在传承《黄帝内经》《伤寒杂病论》学术的基础上，结合实践中出现疾病的新特点，敢于和善于从临床到理论进行探索、总结，乃至提出自己的见解，证明了中医学发展过程中的内在联系即传承性，同时在传承过程中可以得到发展，各家在不同方面充实和丰富了中医内科学的理论和实践，促进了中医内科学的传承、创新和发展。

宋金元时期，除前四家外，尚有其他专著也极有学术价值。如宋代太医院编《圣济总录》有18卷专论诸风，反映当时对“风证”的研究已有一定的水平。张锐著《鸡峰普济方》，把水肿分为多种类型，根据起始部位的特征区别不同性质的水肿，施以不同治法。另外，已有一些内科疾病专著问世，如董汲著《脚气治法总要》，对脚气病的病因、发病情况、治疗方法均有详细论述，并制64方，是一部现存较全面的脚气病专书。葛可久著《十药神书》，是一部治疗肺痨病的专著，书中所拟10方，对肺痨的辨治总结了一套可以遵循的经验。

此期，中医病因学也有重要发展。陈无择的《三因极一病证方论》在传承前人经验的基础上，创立外因、内因、不内外因的三因学说，此说概括性强，适于临证应用，为后世医家所尊崇。

三、系统完善时期

自金元四大家掀起学术争鸣之风，遂致后世历代诸家，各抒己见，使中医的理论与实践日趋系统和完整，在中医学术界掀起了发展、创新的风气。如历代对中风的病因病机之争，或言真中，或言类中，或言“非风”，越辩越明。又如对补脾、补肾及脾肾双补的推敲，使脾肾的生理、病理在人体中的重要性以及二者之间的联系也更加明确。再如对鼓胀的病机认识，从李东垣、朱丹溪的“湿热论”，到赵养葵、孙一奎的“火衰论”，再至喻嘉言的“水裹气结血凝论”，也是越分析越透彻，从而使这些病机理论能更好地指导临床实践，提高了治疗效果。

明代医家继承了金元的学术成就，又有新的发展。如薛己的《内科摘要》在学术上受李东垣善于温补的影响，而有所发展，是我国最早用“内科”命名的医书。虞抟的《医学正传》则发展了朱丹溪的学说。王纶《明医杂著》指出：“外感法仲景，内伤法东垣，热病用河间，杂病用丹溪。”诚为公允之见。另外，龚廷贤所著《寿世保元》，先基础，后临床，先论述，后列方，并附医案，取材丰富，立论精详，选方切用，适于内科临床参考。《景岳全书》为纠正金元刘完素、张子和喜用寒凉攻伐之偏，倡导人之生气以阳为主，指出人体“阳非有余，阴常不足”，力主温补之法。该书论内科杂病部分计28卷，记述70余种病证的证治，引录古说，参以己见。张景岳对内科许多病证的病机及辨证方法之分析与归纳极为精辟，已具八纲辨证的雏形，治疗方药也多有心得。此外，还结合病证对温补学说进行了充分的阐述。

明清时期，温病学说的形成对中医内科学的发展同样具有较大的推动作用，代表性者有五。吴又可的《温疫论》，是我国传染病学中最早的专门论著，认为温疫有别于其他热性病，它不因感受“六气”所致，而以感染“戾气”和机体机能状况不良为发病主因。并指出“戾气”的传染途径是邪自口鼻而入，无论老少强弱，触之皆病，这一认识，在我国医学发展史上也是一个突破性见解。叶天士的《温热论》为温病学的发展提供了理论与辨证的基础，首先提出了“温邪上受，首先犯肺，逆传心包”病因病机说，概括了温病的发病途径和传变规律；其次，把温病发病的过程分为卫、气、营、血四个阶段，表示病变由浅入深的四个层次，作为辨证论治的纲领；再者，在温病诊断上，总结前人经验，创造性地发展了察舌、验齿、辨别斑疹与白痦的方法，为温病学说奠定了理论与实践基础。吴鞠通在叶氏学说基础上著成《温病条辨》，以三焦为纲，疾病为目，论述风温、温热、温疫等九种温病的证治，并提出清络、清营、育阴等治法，使温病学说更趋系统和完整，建立了温病辨证论治的新体系。此外，薛生白著《湿热病篇》，对湿温病进行了深入研讨；王孟英著《温热经纬》将温病分为新感与伏气两大类进行辨证论治，也都对温病学说做了发挥和补充，促进了温病学说的发展。

明清时期对内科杂证的因机证治理论的发展更上一个新的台阶。喻嘉言著有《医门法律》《寓意草》，提出秋燥论、大气论，创清燥救肺汤，提出“先议病，后用药”的治病范式，为规范中医内科临床治病过程提供了新思路。林珮琴《类证治裁》强调治病要先识证和辨证思路，亦对临床极具指导作用。熊笏《中风论》、尤在泾《金匮翼》对中风病的叙述，胡慎柔《慎柔五书》、汪绮石《理虚元鉴》对虚劳病的分析，卢之颐《痎疟论疏》对疟疾的认识，都可称之为中医内科专病论著，皆具有一定的学术水平。王清任著《医林改错》，对瘀血病机的论述有独到见解，所创立的血府逐瘀汤等活血化瘀诸方，以及为气虚血瘀证所制补阳还五汤等直到今日仍有很高的实用价值。程钟龄《医学心悟》创新性地总结前人经验，提出著名的八纲、八法，因证立方，条分缕析，多为临床心得之语，影响广泛。此期，更有大批内科著作问世，如叶天士《临证指南医案》、王孟英《王氏医案》、徐大椿《医学源流论》、缪希雍《先醒斋医学广笔记》、王肯堂《证治准绳》、李中梓《医宗必读》、俞震《古今医案按》、陈士铎《辨证录》、周学海《读医随笔》等，标志着中医内科理论与临床趋于系统和完善。

鸦片战争以后，中国逐渐沦为半殖民地半封建社会，西医学传入我国，在中西医之争的背景下，产生中西医汇通派，促使中医内科学术得到一定程度的发展。如唐容川《血证论》是论述血证的专著，提出治血证四大要法，对后世影响较大。张锡纯《医学衷中参西录》主张以中医为主体，取西医之长，补中医之短，创制镇肝息风汤、升陷汤、玉液汤、膏淋汤等方剂。

四、中华人民共和国成立以来传承创新时期

中华人民共和国成立以后，中医内科学得到快速发展。随着高等中医院校和各级中医

医院的建立，内科学同其他各学科一样，医疗、教学、科研工作有了很大进步，培养了大批中医人才，有力地推动了中医内科学的发展。

在大批全国名老中医的共同努力下，对历代古典医籍和内科文献进行了系统搜集、整理，编写出版了一批中医内科学专著和教材，《中医内科学》统编教材经过十余次修订和使用，使中医内科学学科体系逐渐完善。诸如《实用中医内科学》《中国百年百名中医临床家丛书》《中医内科常见病诊疗指南》等对内科临床都产生了较大影响。

围绕中医内科辨证思路与方法，许多名医进行了卓有成效的探索。如秦伯未先生创十四纲要辨证，方药中教授提出七步法辨证论治方法，黄柄山教授提出十四项虚实辨证法，周仲瑛国医大师以“病机十三条”为纲创建病机辨证新体系等。此外，沈自尹院士等提出“微观辨证”“辨证微观化”，王永炎院士提出“证候要素，应证组合”方法，朱文锋教授创立证素辨证方法，王琦国医大师提出辨体质、辨证、辨病相结合的辨证思路等。近年来，仝小林院士提出通过“宏观辨证”以调理疾病状态、“微观打靶”以解决理化指标，二者有机结合称为“态靶辨治”思路。这些医家从不同角度拓展、深化或丰富了中医辨证论治理论，更好地指导临床提高疗效。

在中医内科理论传承与创新及中药复方临床新药的研制等方面，涌现一批创新性成果。如中医对毒邪致病、湿热内蕴、瘀热相搏、痰瘀互结等病机理论的深入研究，促进了当今中医内科病证临床疗效的提高。又如陈可冀院士开展血瘀证及活血化瘀法的系列研究，取得的一系列成果有效地指导临床应用；吴以岭院士在前人从络论治思想和“气血相关”理论的基础上，系统构建了“络病证治”体系，包括指导血管病变防治的脉络学说和指导神经-内分泌-免疫类疾病防治的气络学说两大学科分支。近年来，张伯礼院士着力推动了对经典名方的研发，促进了重大中药新药创制的步伐，进一步满足了临床的客观需求，标志着中医内科学的发展进入新阶段。

随着科技进步，中医现代化的步伐加快，在继承历代医家学术思想和临床经验基础上，不断汲取现代医学科学发展所取得的新技术、新方法，中医内科学发展迅速，并取得了新进展、新成就，更好地为临床实践服务，为中医走向世界创造了条件。

第三节 中医内科疾病的分类、命名及其特点

中医内科疾病的病种很多，范围较广。为了方便学习研究与临床应用，探讨内科疾病分类的必要性早已引起人们的普遍重视。

张仲景在《金匮要略》一书中，已经做了有益的探索，如痉、湿、暍三者皆是从太阳经开始，属外感病证，故合为一篇，以利于鉴别；消渴、小便不利、淋病均有小便异常症状，故列为一篇论述；呕、吐、哕、下利又都是胃肠疾病，合在一起讨论，易于辨证论治等。此种分类方法尽管粗糙，但在疾病分类方面的探索却是有益的。

《诸病源候论》是我国现存第一部证候学专著，其以“候”类述，共1739则，可见书中证候分类之细。该书把风病、虚劳病、伤寒、温病、热病、时气病等作为全身性疾病，然后再按证候特征或脏腑生理系统进行分类。《千金方》则由博返约，初步进行归纳，将风病、伤寒、脚气、消渴、水肿等作为全身性疾病，其他疾病则归入肝脏、胆腑、心脏、小肠腑、脾脏、胃腑、肺脏、大肠腑、肾脏、膀胱腑等脏腑门中。《太平惠民和剂局方》虽是宋代的一种成药处方配本，但此书按病分类，在疾病分类方面也做了一些尝试，如将内科病分为诸风、伤风、诸气、痰饮、诸虚、痼冷、积热、泻痢、杂病等。《三因极一病证方论》，试图按三因将疾病分类，但在某些病证之中，又包含了内因、外因、不内外因等不同证治，所以也说明此法分类尚未达到尽善之地。《明医杂著》将当时常见内科病证分题讨论，如对发热、劳瘵、泄泻、痢、疟、咳、痰饮、喘胀、饮食过伤、头痛、小便不禁、阳痿、梦遗、暑病等的证治加以论述，重点突出。

《三法六门》把疾病按病因分为风、寒、暑、湿、燥、火、内伤、外伤、内积、外积共十门，是书将前六者及诸杂证分门别类，著成一书。《医学纲目》则按脏腑分部加以分类。如肝胆部，论述中风、癫痫、痉厥等病；心小肠部，论述心痛、胸痛、谵妄等病；脾胃部，论述内伤饮食、诸痰、诸痞等病；肺大肠部，论述咳嗽、喘急等病；肾膀胱部，论述耳鸣、耳聋、骨病、牙痛等；伤寒部，论述伤寒病为主，兼及温病、暑病、温疫等。

《证因脉治》已形成外感、内伤分类疾病的雏形。《证治汇补》将内科杂病分为八门，

探讨了按部分类的方法。如提纲门中列中风、伤风、中寒、暑、湿、燥、火等证；内因门列气、血、痰、郁证及虚损劳倦等；外体门中列发热、恶寒、汗病、疟等；上窍门列眩晕、头痛、五官等病；胸膈门中列咳嗽、喘、哮、呕吐、反胃等；腹胁门中列心病、腹痛、霍乱等；腰膝门中列痿躄、疝、脚气等；下窍门中列泄泻、痢、便血、淋、遗精等。《医学实在易》以表证、里证、寒证、热证、实证、虚证分类讨论疾病的证治。

综上所述，历代医家对内科疾病的分类尚无统一认识。为了便于指导临床，寻找一个比较合理的分类法是十分必要的。中华人民共和国成立后，医家们也对此进行了探讨，认为以病因、病理变化为纲对内科疾病加以分类，较为合适。以病因为纲，可将内科疾病分为外感疾病和内伤疾病两大类。外感疾病，是由外感六淫等邪气所致；内伤疾病是由情志刺激、饮食劳倦、起居失常以及脏腑功能失调所引发。这两类疾病也是可以互相转化的。一些外感疾病可演变为内伤疾病，内伤疾病由于气血阴阳偏颇也易感受外邪，在病程的某一阶段可以变成外感疾病。以病理变化为纲，可将内科疾病分为热病与杂病两大类。热病包括一切有热证而以六经、三焦、卫气营血为病理改变的病证；杂病包括以脏腑功能失调为主而产生的病证。

病因分类，突出了病因的特殊性，便于临床辨证求因、审机论治。病机分类反映了疾病病机变化的内在联系，且有助于掌握疾病发生发展的规律。因为病机主要是由脏腑功能失调造成的，故可以进一步按五脏六腑进行分类。病机分类法是在病因分类法的基础上进行的，是对病因分类的补充。因此，临床上可把这两类分类法结合起来，称为外感热病与内伤杂病。

外感热病，根据感受邪气的不同可分为伤寒与温病，温病又可分为温热病与湿热病。温热病包括了风温、春温、秋燥、暑温、冬温、温毒、温疫等；湿热病包括了暑湿、湿温、伏暑等。按发病特点，温病又可分为新感温病与伏气温病两类，如风温、冬温、暑温、秋燥属新感温病，春温、伏暑则属伏气温病。

内伤杂病分类的理论基础是藏象学说。人体是一个以脏腑为中心的有机整体，脏腑外联四肢百骸、五官九窍，以气血津液为物质基础，以经络为通路。因此，内伤杂病虽多，但其病机变化始终不离脏腑功能紊乱、经络通路障碍、气血津液生成运行输布失常。故内伤杂病的分类，则按照不同脏腑生理病理变化而分为肺系病证、心系病证、脾胃系病证、肝胆系病证、肾系病证、气血津液病证、肢体经络病证等。

中医内科病证的命名原则主要是以病因、病机（包括病性、病理因素、病位等）、主症、体征为依据。如以病因命名的中风、中暑、虫证等；以核心病机命名的郁证、痹证、厥证等；以病理因素命名的痰饮等；以病位命名的胸痹、肝着、肾着、肺痿等；以主症命名的咳嗽、喘证、呕吐、泄泻、眩晕、腰痛等；以主要体征命名的黄疸、积聚、水肿、鼓胀等。由于中医对疾病的认识方法不同，对疾病的命名有其自身的固有特点，大部分是以临床症状和体征来命名的，与西医学有明显的差异。但在几千年的医疗实践过程中，这些传统病名的内涵已约定俗成，渐成共识，具有确定的内在含义，在中医内科学术理论的指导下，逐步形成了与其病名相应的病因、病机、临床特点、类证鉴别、发展演变、转归预后的系统认识，以及辨证论治的具体治法、方药和预防调护等，都能够有效地指导着临床应用。因此，为统一规范命名起见，本版教材统一命名格式为“某病是以某某为主症的疾病”。

本版《中医内科学》教材沿用在病因病机分类基础上的脏腑分类法，将伤寒、温病以外的外感病证和内伤杂病分为八大类，即肺系病证、心系病证、脑系病证、脾胃系病证、肝胆系病证、肾系病证、气血津液病证、肢体经络病证。其中，由于随着学科的分化和中医脑病学的日臻成熟，为促进中医学与世界医学接轨，本版教材继续沿用上版教材单设脑系病证，独立进行论述的思路。按照中医脏腑理论，心主神明，脑为元神之府，故将脑系病证列于心系病证之后，冀对中医内科疾病分类起到促进作用。

第二章 中医内科疾病辨证论治思路与原则

第一节 中医内科疾病辨证论治思路

一、以病机为核心的辨治思路

（一）审察病机是辨证论治的关键环节

《素问·至真要大论》云：“审察病机，无失气宜。”张景岳认为：“机者，要也，变也，病变所由出也。”这表明，病机是指由各种致病因素作用于人体引起疾病的发生、发展与变化的机制。“审证求机”是根据“有诸内必形诸外”的理论，在收集四诊（望、闻、问、切）资料的基础上，采用取象比类的思辨方法，通过辨析疾病内在病变的外在表现，通过司内揣外与司外揣内相结合，甚至结合现代医学检查手段，全面深入把握疾病的本质，获得辨证的结论。

《中医药学名词》对病机的定义是：“病机是研究疾病发生、发展、变化的机制，包括病性、病位、病势、脏腑气血虚实变化及其预后等。”因此，从临床实际的临证过程来看，病机是辨证的依据、论治的基础，是理论联系实际的纽带、通向论治的桥梁。对症状的分析、证候的判断皆以病机分析为依据。“审察病机”是辨证论治的前提，“谨守病机”则是论治必须遵守的原则。“求机”的过程就是辨证的过程，进行全面的病机分析是辨证的主要环节，“审证求机”是辨证的基本要求。病机对临床立法组方有着直接的指导作用，中医对相应证候所确立的治法，是通过调整病机而起到治疗作用。因此，把握病机是提高中医临床疗效的关键。

（二）准确运用病机词汇

病机词汇是说明疾病病变机制的专用名词，应有明确的内涵。应用病机词汇表达辨证所得印象，就可作为治疗的依据。常用病机词汇，多以脏腑生理、病理学说为基础。脏腑病机词汇具有高度的概括性，能突出病机的重点，指出疾病的主要矛盾，是进一步演绎论述病变机制的基础。

准确应用病机词汇，不仅要以患者的症状表现作为客观依据，而且要突出矛盾的主要方面（如脾虚与肝郁的先后主次），善于对类证做出对比鉴别，了解某些类证之间的联系（如肝脾不和、肝胃不和等）。证候交叉复合、病机错杂多端者，应采用不同的病机词汇组合表达，体现其因果及内在关系（如水不涵木、肝风内动等）。应用时，切忌内涵不清，外延过大，过于笼统，或主次不明，似是而非。

（三）重视脏腑病机

脏腑病机在辨证论治中起着主导作用，临证必须熟练掌握，准确运用，尤应明确常用脏腑病机的基本概念、类证之间的联系和鉴别，治疗才有较强的针对性。如肾病病机中的肾气不固与肾不纳气，肾阳不振与肾虚水泛，肾阴亏虚与肾精不足，肾阴亏虚与水亏火旺或相火偏旺等概念的鉴别。认识脏腑病机，应从生理功能和特性入手，结合脏腑相关理论等加以归纳，从而指导临床治疗。如肺主呼吸，肃肺勿忘宣肺；心主血脉，养心勿忘行血；脾为后天之本，补脾宜加运化；肝体阴而用阳，清肝勿忘柔养；肾司封藏而主水，有补还要有泻。

二、病证结合的辨治思路

（一）病、证、症的关系

病即疾病，是由一组具有特征性的临床症状所构成，不同疾病有其各自不同的发生、发展、转化、传变等病理过程和变化规律。证是归纳分析患者某一阶段出现的各个症状、体征而做出的诊断，即“证候”。症指“症状”而言，是人体因患病而表现出来的种种异常状态和不适。证是多种临床症状的综合表现，是辨证论治的主要依据，又是疾病某一阶段的特征性改变，包括病因、病性、病位、病机、病势等。疾病的本质和属性，往往是通过“证”的形式表现于临床，而病又是各种证的综合表现，临床还常见同病异证和异病同证的情况。因此，病、证、症皆为人体的病理反映，既相互联系，又有区别。

（二）辨证与辨病的区别与联系

辨证是指从整体观念出发，结合望、闻、问、切四诊方法所得的各种资料，对疾病进行综合分析、归纳、推理、判断，进而做出对疾病某一阶段病情的综合认识。辨证是中医独特的诊断方法，是对疾病临床表现及其动态变化的综合认识，具有较强的个性，体现中医证、因、脉、治及理、法、方、药的系统性。证在横向上涉及许多中医或西医的病，反映了辨证论治的诊疗体系和同病异治、异病同治的基本精神。如气阴两虚证可见于心悸、咳喘、肺痈、肺痨等多种疾病，通过辨证就能突出疾病某一阶段的主要矛盾，并给予相应施治。尤其在辨病较困难的情况下，有时可通过辨证确定治疗方法。

辨病是对疾病本质和特异性的认识，有利于掌握病变发生发展的基本病机规律，把握疾病的重点和关键，加强治疗的针对性，也有助于治疗无症状的疾病，避免单纯辨证的局限性。然而对辨病不能单纯理解成辨西医的病，必须明确中医学也有其自身的病名诊断，根据四诊认症、辨病，分析内在病变机制，认识病的特异性及其发展转归，为施治提供依据。其治疗又不完全与西医学之辨病治疗相同，既要针对某个病的共性及基本规律进行治疗，又要结合个体及不同证候分别处理。由此可见，中医学的“辨病论治”与“同病异治”，两者尚有相互补充的关系。

（三）辨证与辨病相结合

中医内科临证时既要辨证，亦要辨病。其中辨证论治，是认识和解决某一疾病过程中主要矛盾的手段；辨病论治，是认识和解决某一疾病过程中基本矛盾的手段。因此，辨证与辨病两者相辅相成，在辨证的基础上辨病，在辨病的同时辨证，辨证与辨病相结合，有利于对疾病性质的全面准确认识，提高临床疗效。

辨证论治是中医认识疾病和治疗疾病的根本手段，辨病又是对中医辨证的必要和有益补充，辨证治疗可补辨病之不足，辨病有助于掌握不同疾病的特殊性及发展、转归，结合病的特异性进行处理。但临证必须注意西为中用，这种辨病与辨证的双重诊断只可并存，切忌简单地对号入座，生搬硬套，如胃脘痛不单见于消化性溃疡，也可见于胃炎等病，而消化性溃疡也不仅以胃脘痛为主症，也可以吐血、呕吐等为主症，并表现不同的证候。

第二节　中医内科疾病辨证论治原则

一、辨证原则

（一）全面分析病情

首先要收集符合实际的“四诊”信息，参考相关理化检查结果，取得对疾病客观情况的全面认识，这是分析病情，确保辨证精准的前提。

内科疾病的临床辨证，必须注意中医整体观的运用，即在辨证时，不仅要把握病证，还应重视患者的整体和不同个体的特点，以及自然环境对人体的影响。只有从整体观念出发，全面考虑问题，分析问题，才能取得比较符合实际的辨证结论。

（二）掌握病证病机特点

各种内科病证具有各自的临床特点和病机变化，掌握不同病证的特点和病机，有利于对各种不同的病证进行鉴别。

中医内科病证，可分为外感时病（包括伤寒和温病）和内伤杂病两大类。外感时病主要按六经、卫气营血和三焦进行证候归类。内伤杂病中肺系病证主要按肺气失于宣发肃降之病机特点进行辨证论治，以复肺主气、司呼吸的生理功能；脾（胃）系病证主要按中焦气机升降失常之病机特点进行辨证论治，以复脾（胃）主运化、升清降浊的生理功能；心系病证应按血脉血行障碍和神明失司之病机特点进行辨证论治，以复心主血脉和心主神明的生理功能；脑系病证主要按髓海不足、元神失养等病机特点进行辨证论治，以复脑藏髓、主元神、司知觉运动等生理功能；肝系病证主要按肝气疏泄不畅、肝阳升发太过、肝风内动等病机特点进行辨证论治，以复肝主疏泄、藏血濡筋等生理功能；肾系病证主要按肾阴、肾阳不足的病机特点进行辨证论治，以复肾主生长、发育生殖、主骨生髓等生理功能；气血津液病证、肢体经络病证应按其寒热虚实、隶属脏腑的不同进行辨证。

二、治疗原则

（一）调节整体平衡

人体是以五脏为中心，配合六腑，通过经络系统，联合五体、五官、九窍、四肢百骸而组成的有机联系整体，局部病变往往是整体的病理反映。因此，立法选方，既要注意局部，更须重视整体，应通过整体调节以促进局部病变的恢复，使阴阳达到相对平衡，此即调节整体平衡原则。

调节整体平衡可从调整阴阳入手。《素问·至真要大论》曰："谨察阴阳所在而调之，以平为期。"这里的"以平为期"，就是通过调整阴阳，以达到恢复整体平衡的方法。

调节整体平衡的目的是恢复和建立相对平衡的阴阳关系，不外去其有余、补其不足两个方面。去其有余，即去其阴阳之偏盛。阴或阳的过盛和有余，或为阴盛，或为阳盛。阴盛则寒，阳盛则热，阴盛还可化生水湿痰饮，阳盛也可化生瘀滞燥结。故去其有余，有温、清、利、下等各种具体治法；补其不足，即补其阴阳之偏衰，有补阴与补阳之不同。

调节整体平衡还要求对各种治疗措施和方药的运用适可而止，不可矫枉过正，以防机体脏腑气血阴阳失之偏颇。如攻邪时须注意勿伤正，补虚时注意勿留邪，清热注意不伤阳，散寒注意不伤阴，补脾注意不碍胃等。

（二）审证求机论治

审证求机以往一般称为审证求因，但进而言之，所谓求因实则是求病机，即从整体、动态地分析疾病的各种复杂征象，综合归纳推论出疾病发生发展的原因、病变的机制。这种病因观，实与病机融为一体，其本质仍在于求病机。因此，证是疾病发生发展某一阶段的病机概括，遵循审证求机论治的原则，从疾病的根本入手，以解决疾病的关键问题。

"同病异治"与"异病同治"是审证求机论治在临证中的基本应用，"证同治亦同，证异治亦异"，说明"证"是决定治法方药的最可靠依据。

同病异治，是指同一种疾病，由于患者个体的不同，或处于疾病发展的不同阶段，内在的病机不同，所表现的证候不同，因而治法也不相同。如头痛病证，有外感头痛与内伤头痛的区分。外感头痛又有风寒头痛、风热头痛、风湿头痛的不同。内伤头痛亦有肝阳上亢头痛、痰浊头痛、血瘀头痛之差异。治疗时应分别予以辛温解表、辛凉解表、祛风胜湿、平肝潜阳、化痰息风、活血通窍等不同治法，方能取效。反之，若一见头痛，不求其本，不识其“证”，不知究其病机，概施川芎、白芷、吴茱萸、藁本诸止头痛药物，则难取得满意疗效。由此可知，同病异治是同中求异辩证法思想的具体应用。

异病同治，是指不同的疾病，若出现相同的病理变化，表现为相同的证候时，可以采取相同的治法。如癃闭和遗尿虽系两种临床表现截然不同的疾病，但皆可因肾阳亏虚引起，故皆可予金匮肾气丸温肾助阳，癃闭病可借金匮肾气丸恢复膀胱气化功能，遗尿病则可借金匮肾气丸恢复肾气的固摄作用。由此可知，异病同治是异中求同辩证法思想的具体应用。

但应注意每一种疾病各有其独特的病理特点，必然有其基本的治疗原则或治疗大法。因而证虽异仍存有同性，证虽同也存有差异，临证需准确把握，方不失中医辨证论治之要求。

（三）明辨标本缓急

标和本是相对的概念，用以说明病变过程中矛盾的主次关系。本是事物的主要矛盾，标是事物的次要矛盾。张景岳说：“标，末也；本，源也。”如正气与邪气，则正气为本，邪气为标；病因与症状，则病因为本，症状为标；先病与后病，则先病为本，后病为标；表病与里病，则里病为本，表病为标；病情的缓急，则急者为标，缓者为本。

疾病的发生发展过程极其复杂，表现有邪正盛衰、病情缓急、旧病未愈新病又起、表证与里证并见，在临证时必须分清疾病的标本主次、轻重缓急。“甚者独行，间者并行”，是指采取“急则治其标，缓则治其本”和“标本同治”的方法进行治疗，也即明辨标本缓急的治疗原则。

急则治其标，是指在疾病的发展过程中，若现紧急危重证候，危及患者生命，就应先行解除，后再治本。如鼓胀见重度腹水，致呼吸喘促，难以平卧，二便不利，若正气可支，就应攻逐利水，以治其标。待水消病缓，再予补脾养肝，以图其本。

缓则治其本，是指在病情缓和的情况下，应从根本上治疗疾病。因标病由本病而生，消除本病，标病自然随之而解。如阴虚咯血，则咯血为标，阴虚为本，若咯血量少，标症不急，当滋阴润肺，从根本上治疗咯血，阴虚之本得治，则咯血之标自除。

在标本俱急的情况下，必须采取标本同治的原则。如水肿见咳喘、胸满、腰痛、小便不利、一身尽肿、恶寒等症，其本为肾虚水泛，标为风寒束肺，乃标本均急之候，必须用温肾助阳、发汗、利小便的治法，温里解表。

（四）把握动态变化

疾病的过程是邪正斗争，此消彼长，不断变化发展的过程，疾病的每个阶段都有不同的病理特点。因此，必须把握其动态变化，分阶段进行治疗。

外感病证，初期阶段邪气未盛，正气未衰，病较轻浅，可即发散祛邪；进入中期，病邪深入，病情加重，更当着重祛邪，减其病势；迨至后期，邪气渐衰，正气未复，既要继续祛除余邪，又要扶正以祛邪，使邪去正复。这是把握动态变化治疗原则在外感病证方面的应用。

内伤病证，初病之时，一般不宜用峻猛药物；进入中期，大多正气渐虚，治当轻补，或有因气、血、痰、火郁结而成实证，需用峻剂而治者，亦只宜暂用；及至末期，久虚成损，则宜调气血，养五脏，兼顾其实。

（五）顺应异法方宜

疾病的发生、发展受多种因素影响，如时令气候、地理环境等，尤其是患者体质因素的影响更为明显。因此，在治疗疾病时，必须根据季节、气候、地区、患者的体质、年龄等不同特点而选用适宜治疗方法，此即顺应异法方宜的治疗原则，具体包括因时制宜、因地制宜、因人制宜三个方面。

四时气候的变化对人体的生理功能、病理变化均会产生一定影响。即使一日之内，人体的气血也依经络循行有一定的流注次序。在病理状态下会出现“旦慧、昼安、夕加、夜甚”的时辰变化规律。治疗应结合不同季节、不同时辰的特点，考虑用药的原则，称为“因时制宜”。如春夏季节，气候由温渐热，阳气升发，人体腠理疏松开泄，即便此时外感风寒，治疗时一般也不可过用辛温发散之品，以防止开泄太过，耗气伤阴；而秋冬季节，气候由凉渐寒，阴盛阳衰，腠理致密，阳气敛藏于内，此时若非大温大热之证，寒凉之品断当慎用，以防苦寒伤阳。

根据不同地区的地理环境特点，考虑治疗用药的原则，称为“因地制宜”。如我国西北地区，地势高而寒冷少雨，故其病多燥寒，治宜辛润；东南地区地势低而温热多雨，故其病多湿热，治宜清化。地区不同，患病亦异，治法应当有别。即使患者有相同病证，治疗用药亦应考虑不同地区的特点而区别对待。如辛温发表药治外感风寒证，在西北地区，药量可以稍重，而东南温热地区，药量则宜稍轻，或改用辛平宣泄之剂。

根据患者年龄、体质、性别、生活习惯等不同特点，来考虑治疗用药的原则，称为“因人制宜”。如妇女患者，因有月经、怀孕、产后等特殊情况，治疗用药必须加以考虑，慎用或忌用峻下、破血、滑利等药物。不同年龄其生理机能及病变特点亦不相同，老年人气血衰少，机能减退，患病多虚证或正虚邪实，虚证宜补，而有邪实须攻者应慎重，以免损伤正气。在体质方面，由于个体的先天禀赋和后天调养不同，素质有强有弱，尚有偏寒偏热以及患有宿疾的不同，故虽患同一疾病，治疗用药亦应有所区别，阳热之体慎用温补，阴寒之体慎用寒凉等。

（六）据证因势利导

同一疾病有不同的治疗方案，如何制定最佳方案，须遵守因势利导的原则。因势利导要求顺其病势，就近祛邪，以获得最佳治疗效果。如饮食积滞，应积极驱除，但须注意食积在膈下（亦即入肠）方用泻法，若食积在胃，又当选用探吐或用消食药，才能取得理想的效果，否则反伤正气，贻误病情。

（七）先期治未病

先期治未病包括未病先防和既病防变两个方面。未病先防，是指对有可能发生疾病的个体和人群，及早提出预防措施，运用药物培补人体的正气，预防疾病发生的方法。如16世纪前后针对当时天花流行的情况，采取人痘接种法来预防天花的发生，就是未病先防治则的具体应用。在流行性感冒肆虐季节，服用玉屏风散对体弱、气虚者起到补气固表的作用，以预防流感的侵袭，也是未病先防治则的具体应用。

既病防变，是指医者可根据疾病传变规律，防其传变，对可能受到传变的脏腑和可能受到影响的气血津液，采取预防措施，阻断和防止病变的发展和传变，把病变尽可能控制在较小的范围，以利于疾病的彻底治疗，取得最好的疗效。如《金匮要略》云：“见肝之病，知肝传脾，当先实脾。”其意是治疗肝病须应用调补脾胃法，使脾气旺盛而不受邪，以防止肝病传脾。

（八）重视调摄护理

恰当的调护，有利于正气的恢复、邪气的去除和促进患者早日康复。忽视调摄护理，不仅会延误康复时间，还会出现“食复”“劳复”等情况，以致病情反复。因此，必须重视调摄护理。

调摄护理的内容十分丰富，如饮食护理、生活护理、精神护理、服药护理等。护理措施的采用同样应以辨证论治为指导，当辨证施护，随证而异。如对风寒表证，在应用解表发汗时，护理上不仅应避免患者再受风寒外袭，还要酌加衣被，给予热汤、热粥，促其发汗。若属里实热证，在调护上则要注意多给清凉冷饮，保持室内通风，衣着宜薄，且使大便通畅，或以温浴降温。此外，还应重视精神护理，使患者保持心情舒畅；在饮食护理方面要注意忌宜；在配合药物治疗时，可加用如推拿、拔火罐、熨法等其他治疗护理方法，以增强治疗效果。

第三章　内科常见急症

第一节　高热

一、定义

内科急症之高热是指由于外感或内伤导致体温骤升（多在39℃以上），以身体灼热，烦渴，脉数为主要临床表现的一种内科急症。如伤寒中的太阳、少阳、阳明高热，温病卫气营血各阶段的高热或内伤杂病过程中出现的由虚热引起的高热。

二、历史沿革

《素问·阴阳应象大论篇》《素问·热论篇》对外感发热的病因病机和治疗法则都做了扼要的论述，为热病诊治奠定了理论基础。汉代张仲景《伤寒论》是我国第一部研究外感热病的专著，系统地论述了外感热病的病因病机和诊治规律；该书以阴阳为纲，创造性地提出了六经辨证理论，成为后世辨证论治外感热病的纲领。金代刘完素对外感热病的病因病机主火热论，认为外感热病的病因主要是火热病邪，即使是其他外邪也是“六气皆从火化”，病机属性是火热，主张“热病只能作热治，不能从寒医”，治疗“宜凉不宜温”，突破了金代以前对外感热病多从寒邪立论，治疗多用辛温的学术束缚，是外感热病理论的一大进步。清代叶天士《外感温热篇》对外感热病的感邪、发病、传变规律、察舌验齿等诊治方法都有详细的阐述，创立了外感热病的卫气营血辨证纲领。清代薛己《湿热病篇》对外感湿热发病的证治特点作了详细论述。清代吴鞠通《温病条辨》对风温、湿温等各种外感热病作了分条论述，不仅制定了一批治疗外感热病行之有效的方药，而且创立了外感热病的三焦辨证理论。卫气营血辨证和三焦辨证的创立，标志着温病学说的形成，从而使外感热病的理论和临床实践臻于完善。

三、范围

西医学急性传染性、感染性疾病，以及慢性疾病并发急性感染表现高热者，如上呼吸道感染、肺部感染、胆道感染、泌尿道感染等均可参照本篇进行辨证论治。

四、病因病机

高热为内科常见急症，病因不外外感六淫、疫毒之邪，临床以实热或本虚标实之高热为多见。

1.时疫流行

疫毒之气致病力强，具有较强的季节性和传染性。一旦感受疫毒，起病急骤，传变迅速，卫表症状短暂，较快出现高热。

2.六淫入侵

由于气候突变，人体调摄不当，风、寒、暑、湿、燥、火等邪气乘虚侵袭人体而发热。六淫之中，火热暑湿为致外感发热的主要病邪，风寒燥邪亦能致外感发热，但它们常有一个化热的病机过程。六淫可单独致病，亦可以两种以上病邪兼夹致病，如风寒、风热、湿热、风湿热等。外感发热病因的差异，与季节、时令、气候、地区等因素有关。

外邪入侵，人体正气与之相搏，正邪交争于体内，则引起脏腑气机紊乱，阴阳失调，阳气亢奋，或热、毒充斥于人体，发生阳气偏盛的病理性改变，即所谓“阳胜则热”的病机。病理性质多属热属实。若病情进一步进展可化火伤阴，亦可因壮火食气导致气阴两伤，若热入营血，则会发生神昏、出血等危急变证。

五、诊断与鉴别诊断

（一）诊断

1.发病特点

高热病情变化比较迅速，可产生神昏、动风、出血、脱证等变证。

2.临床表现

高热急症多见实热或本虚标实之热，表现形式多样。但以身体灼热，烦渴，脉数为主要临床表现。热型有壮热、恶寒发热、潮热、寒热往来等。发热时间，短者数小时，长者数日。

病在表：病在卫分，症见微恶寒而发热，伴口渴，汗出，脉浮且数。邪犯太阳，恶寒重于发热，伴头身痛，脉浮。

病人里：病在气分，邪犯阳明，则壮热不寒，口大渴，脉洪大而数；若热结于腑，痞满燥实，苔黄燥；若夹湿则高热，但口多不渴，苔多白腻或黄腻，脉濡数。入营则高热入夜为甚，兼见谵昏，斑疹隐隐；入血则高热兼见齿衄，鼻衄，吐血、便血，甚至昏迷、抽搐、斑疹显露，脉细数，舌绛少津等。

（二）鉴别诊断

内伤发热本篇高热主要指由外感所致高热，具有起病急，病程短，热势重而体多实的特点。而内伤发热多由脏腑阴阳气血失调，郁而化热所致，高热之前多有低热，发病缓，病程长，临床多伴有内伤久病虚性证候，如形体消瘦、面色少华、短气乏力、舌质淡、脉数无力等。

1.辨外感、内伤

外感高热：起病急，病程短，热势重，有外感六淫、疫毒的病史，兼见外感之症，如恶寒、口渴、面赤、舌红苔黄、脉数，多为实热证。

内伤发热：起病较缓，病程较长，热不高而多间歇，多继发于他病之后，兼见内伤之症如形体消瘦，面色少华，短气乏力，倦怠食欲缺乏，舌质淡，脉数无力，多为虚证或虚实夹杂之证。

2.辨虚实

内伤发热多属虚热，或本虚标实之热，外感病后期，亦可见虚热。其热波动无常，时高时低，缠绵难愈，脉多细数，兼见其他虚象。实热多见于外感中期，热势较高，病情较急，变化较速，脉洪数，热甚伤阴，可见谵语、神昏、动风等兼证。

3.辨热型

发热恶寒：发热与恶寒同时存在，病证在卫表。

壮热：多见于伤寒阳明病和温病气分阶段；邪毒内陷气营两燔亦可见高热，但常并见发斑、神昏、谵语、动风等兼证。

潮热：多见于阳明腑实证，身热汗出蒸蒸，腹胀满实拒按，热势至夜加重。阴虚内热亦可见潮热，症见潮热颧红、骨蒸盗汗、咳嗽、咯血、舌红少苔、脉细数。

寒热往来：寒时不热，热时不寒，往往一日数次发作。

4.辨寒热真假

在高热急症中，由于热极或寒极会出现与本病之寒热不相符合的现象，即真热假寒和真寒假热之象。

真热假寒证：有一个发热的过程，且起病急，病情进展快，热势甚高，很快进入手足厥冷的假象，身虽大寒，而反不欲近衣；口渴喜冷饮，胸腹灼热，按之烙手；脉滑数按之鼓指；苔黄燥起刺或黑而干燥。以发热经过、胸腹灼热及舌苔为鉴别的重点。

真寒假热证：一般出现于慢性病或重病的过程中，身虽热，但欲得衣被；口虽渴，但喜热饮；脉虽数但按之乏力或细微欲绝；苔虽黑而滑润。以舌苔、脉象为鉴别的重点。

六、急救处理

（一）处理原则

1.分主次

即分清高热及其兼证的主次。外感高热，无论其热型热势如何，高热均属主症，治以清热为主，根据病邪性质、病变脏腑、影响气血津液的不同，又有清热解毒、清热利湿、通腑泻下、清泻脏腑、养阴益气等治法，以达清除邪热、调和脏腑之目标。内伤高热，则高热不一定是主症，治当审其病因究竟发于劳伤还是饮食。

2.审标本

审清高热的主要病机，细辨高热与其他症状的标本关系。例如高热出血腹痛，主要病机为热毒内陷，损伤脉络，迫血妄行，瘀阻腹内，治当清热凉血为急为本。

3.察传变

观察高热伴发的变证。由外感高热并发神昏、谵语、厥逆、出血、抽搐等，提示邪毒内传，营血耗伤，除治高热，还要加用开窍、固脱、凉血、息风之剂。

（二）急救治疗

1.一般措施

卧床休息；流质饮食或半流质饮食，多饮水，补充维生素等。

2.物理降温

冰袋冷敷头部或腹股沟等部位；中药煎汤擦浴，如荆芥水、石膏水擦浴；或用温水、乙醇擦浴，冰水灌肠等方法。在降温过程中，要密切观察体温下降情况以及病情变化，以免体温骤降而致虚脱。

3.针刺法

可选用大椎、曲池、合谷、风池等穴，用毫针刺法或十宣放血法降温。

4.刮痧法

中暑高热患者，可在两胁部、夹脊部、肘窝等部位进行刮痧。

5.中药灌肠法

根据病情可给予中药煎汤灌肠通便，也能够降温退热。

6.维持生命体征

密切观察神志、面色、血压、呼吸及脉搏等生命体征。

7.药物治疗

建立静脉通道，选择相应药物予以治疗。

（1）醒脑静注射液（主要成分为麝香、冰片、栀子、郁金等）10~20 mL 加入等渗葡萄糖注射液 500 mL 中静脉滴注，每日 1~2 次。

（2）痰热清注射液（主要成分为黄芩、熊胆粉、金银花、连翘等）30 mL 加入 0.9%氯化钠注射液 250 mL 静脉滴注，每日 1~2 次。

（3）清开灵注射液（主要成分为板蓝根、水牛角、珍珠母、金银花、栀子、黄芩苷、胆酸等）30 mL 加入等渗葡萄糖注射液 250 mL 静脉滴注，每日 1 次。

（4）鱼腥草注射液 80 mL 加入 5%葡萄糖注射液 250 mL 静脉滴注，每日 1 次。

（5）双黄连注射液以 1 ml/kg 计算，用 5%或 10%葡萄糖溶液 250~500 mL 稀释后静脉滴注，每日 1 次。

（6）穿琥宁注射液 400 mL 加入等渗葡萄糖溶液 500 mL 稀释后静脉滴注，每日 1 次。

8.其他

可选柴胡注射液 2~4 mL 肌内注射，每日 1~2 次。

中成药可选用紫雪丹、牛黄清心丸、柴石退热颗粒等口服。复方退热滴鼻液（由金银花、连翘、青蒿等制成）滴鼻，每次每侧鼻腔 3~4 滴，30~40 分钟/次。

9.补液

维持水、电解质平衡。

（三）辨证论治

1.病在卫分

主症：高热，兼见微恶寒而发热，伴口渴，汗出。脉浮且数。

治法：辛凉宣透。

方药：银翘散加减。方中金银花、连翘清热解毒、辛凉透表为主药；竹叶清热除烦，薄荷、荆芥、豆豉辛凉宣散，透热外出，为辅药；桔梗、牛蒡子、甘草宣肺止咳，利咽散结，因温邪化热最速，容易伤津耗液，故又配芦根甘凉质润，清热生津止渴，均为佐药。合而成方，既可辛凉透表、清热解毒，又可利咽止咳，生津止渴。

2.病在气分

主症：壮热不寒，口大渴。脉洪大而数。

治法：清热解毒。

方药：白虎汤加减。本方以生石膏配知母，清胃泻火；粳米、甘草和胃生津。可加金银花、连翘、黄连、芦根清热解毒。若大便秘结者，加大黄、芒硝通腑泄热。若发斑疹者，加犀角（水牛角代）、玄参、丹皮清热凉血。

七、转归与预后

常见高热病情变化比较迅速，由表热证而发展至半表半里证，再向里传变而成里热证。若正气未衰，治疗及时可治愈。若感邪太盛，治疗不力，可产生神昏、谵语、厥逆、抽搐、出血、脱证等变证。

八、预防

（1）密切观察病情变化，记录各项生命体征（体温、呼吸、血压、脉搏、神志）。

（2）保持病室空气新鲜，室温可保持在20~22℃，并且要保持一定的湿度。高热患者口咽容易干燥，冬天可在暖气上放一盆清水，使其蒸发以湿润空气，有条件时可使用加湿器。

（3）高热患者的饮食宜清淡、细软、易消化，以流食、半流食为宜。患者口渴时应鼓励多饮水或果汁，如西瓜汁、梨汁、橘汁等。汗出较多时应注意补充水分，可用鲜芦根煎汤代茶饮或给淡盐水。不能饮水者，应用鼻饲法或静脉输液等方法补充津液的消耗，以免脱水。高热患者应忌食油腻、辛辣、厚味食品。热病初愈，饮食仍宜清淡稀软，逐渐恢复正常饮食，但要注意补充营养，要少食多餐。可选择瘦肉、蛋类、新鲜蔬菜、水果等。

第二节　厥脱

一、定义

厥脱包括厥证、厥逆和脱证，是内科常见之急症。临床以面色苍白，四肢厥逆，出冷汗，欲呕欲便，脉微欲绝或乱，神情淡漠或烦躁，甚至不省人事，猝然昏倒等为特征。汉代张仲景《伤寒论·辨厥阴病脉证并治》论述了厥证之病机及临证特点：“凡厥者，阴阳气不相顺接，便为厥。厥者，手足逆冷是也。”明代张景岳在《景岳全书·杂病谟·厥逆》

中论及厥逆的预后时曰：“厥逆之证，危证也。”清代徐灵胎在《临证指南医案·脱》的评语中明确了脱证发病之机在于阳气的骤越，并提出临证诊治之要点：“脱之名，惟阳气骤越，阴阳相离，汗出如珠，六脉垂绝，一时急迫之证，方名为脱。”

二、历史沿革

“厥”“脱”首见于《内经》，“厥”有“寒厥、热厥、煎厥、薄厥、暴厥、六经之厥、风厥、厥逆”之别，就其病因病机而言，《内经》论述较为详尽，概而言之，虚实两端，如《素问·厥论篇》：“阳气衰于下，则为寒厥；阴气衰于下，则为热厥。”《素问·生气通天论篇》：“阳气者，烦劳则张，精绝，辟积于夏，使人煎厥。”“阳气者，大怒则形气绝，而血菀于上，使人薄厥，有伤于筋，纵，其若不容。”对其预后而言正如《素问·调经论篇》所云：“厥者暴死，气复反则生，不反则死。”“脱”在《灵枢·决气》中被分为“精脱、气脱、津脱、液脱、血脱”等不同的类型，详其证象，“精脱者，耳聋；气脱者，目不明；津脱者，腠理开，汗大泄；液脱者，骨属屈伸不利，色夭，脑髓消，胫酸，耳数鸣；血脱者，色白，夭然不泽，其脉空虚，此其候也”。厥与脱的治疗方面仅有针刺等方法。后世医家对“厥”多有发挥，汉代张仲景认为：“凡厥者，阴阳气不相顺接，便为厥。厥者，手足逆冷是也。”并提出了“白虎汤、当归四逆汤、四逆汤”等治疗的方剂。张景岳在《类经·疾病类》详细辨别了寒厥、热厥、薄厥、暴厥与中风；并在《景岳全书·杂病谟·厥逆》篇中首次提出了“厥脱”的概念，“气并为血虚，血并为气虚，此阴阳之偏败也，今其气血并走于上，则阴虚于下，而神气无根，是既阴阳相离之候，故致厥脱而暴死”。林佩琴在《类证治裁·厥症论治》中对厥症进行了详尽的论治，在预后上提出了“凡诸厥，脉大浮洪有力易醒，脉细沉伏数急不连贯，凶。厥仆大指掐拳内，凶；掐拳外，轻。面青，环口青，唇白，鼻青孔黑，人中吊，危也”的论断，贴近临床。

“脱”的论述当以林佩琴分“上脱、下脱、上下俱脱”、叶天士的“阴脱、阳脱、内闭外脱”最为精当，对临床最具指导意义。

三、病因病机

厥脱之起因，历代多有论述。概而论之，凡邪毒内侵，陷入营血，剧痛惊恐所伤，失血、失精、中毒、久病等耗气伤阴，损及五脏功能，使气血运行障碍，从而导致阴阳之气不相顺接，气机逆乱，甚则阴阳离决而致厥脱。若素体羸弱，或久病不愈，或大汗、大吐、大下、大失血之后，元气耗竭；或阴损及阳，或阳损及阴，以致阴阳不相维系，终至阴阳离决，是为脱证之主要病机。

1.邪毒过盛，气虚阴伤

盖外感六淫之邪或疫疠毒邪，由表入里，郁而不解，皆能化火蕴结成毒，毒热过盛，耗气伤阴，邪闭正衰，终致阴阳气不相顺接，发为厥脱，正如《素问·厥论篇》指出："阳气衰于下，则为寒厥；阴气衰于下，则为热厥。"

2.失血失液，气随血脱

热毒猖獗，入营动血而至呕血、便血等，亦有创伤、产妇伤及脉络，大量失血，以至气随血脱，阳随阴亡；或有暴饮暴食夹有不洁之物，或因药物中毒，或攻下过猛，损伤脾胃，升降失常，清浊不分，暴吐暴泻，阴液大伤，气随阴脱，阳随阴亡。正如清代徐灵胎所言："脱之名，惟阳气骤越，阴阳相离。"

3.剧痛致厥

剧烈疼痛，可致气机逆乱，阴阳之气不相顺接，而发厥证。

总之，本病证发生，不外热、毒、瘀、虚，虚有气血阴阳之不同，热毒瘀互结，损伤气血阴阳，络脉阻滞，终致阴阳不相维系，阴阳气不相顺接，阴阳离决，发为厥脱。

四、诊断与鉴别诊断

（一）诊断

1.发病特点

急性起病，常有明确之因，可发于各年龄段。

2.临床表现

厥脱多系各科（包括内科、外科、创伤、妇科、儿科等）疾病的变证，临床表现较为复杂，或急骤发作，或隐匿而突发，典型表现为汗出、四肢厥冷、烦躁不安、尿少等。

早期多见面色苍白，四肢发冷，心悸多汗，短气乏力，尿少，烦躁不安，脉搏细弱，血压下降，神情淡漠；重者可见昏不知人，唇指发绀，四肢厥冷，呼吸短促，脉微欲绝，或不应指，无尿，血压不升。

3.类型

（1）厥证

分为寒厥、热厥。

（2）脱证

分为阴脱（亡阴）、阳脱（亡阳）、阴阳俱脱。

（二）鉴别诊断

1.中风

中风为病，猝然昏倒，可伴有四肢厥冷，当与本病鉴别。中风多有肝阳上亢等病史，发作与情志激动有关，且伴有口舌㖞斜、言语不利、半身不遂等症，故与本病不难鉴别。

2.痫病

痫病是一种发作性神志异常之病，常突然发病，神志不清，双目凝视，或肢体抽搐；重者猝然昏倒，口吐涎沫，两目上视，牙关紧闭；或口中做猪羊叫声，移时苏醒，醒后无异常，可反复发作，每次相似。厥证无此特点，可资鉴别。

3.暑厥

暑厥因夏季暑热而发病，暑热之邪闭窍，突然昏倒，身热烦躁，手足厥冷，气喘不语，或四肢抽搐，或有汗，或汗闭，与厥脱相似，但发病季节明显，且无脉细数、脉微欲绝和血压下降，可资鉴别。

五、辨证要点

（一）辨厥之寒热

厥之共同特点为手足厥冷，其不同者：

热厥：发热，烦渴躁妄，胸腹灼热，溺赤便秘，便下腐臭，苔黄舌燥，脉数，属于阳证。

寒厥：无热畏寒，神情淡漠，身冷如冰，尿少或遗溺，下利清谷，面色晦暗，苔白舌淡，脉微欲绝，属于阴证。

（二）辨脱之阴阳

脱分阴脱、阳脱和阴阳俱脱。

阴脱：亡阴，多见于热病之中，以面唇苍白，发热烦躁，心悸多汗，口渴喜饮，尿少色黄，肢厥不温，脉细数或沉微欲绝为特征。

阳脱：亡阳，多为亡阴之后演变而成，其脉症与寒厥相似而更严重。

阴阳俱脱：乃厥脱之重者，多见神志昏迷，目呆口张，瞳仁散大，喉中痰鸣，气少息促，汗出如油，舌卷囊缩，周身俱冷，二便失禁，脉微欲绝。

（三）辨厥脱之轻重

厥脱之轻重，当视其脉象、厥逆程度、气息变化、神志有无异常、尿之有无等而定。一般而论，脉来迟缓而乱者重，滑数有力而不乱者轻；身肢冰凉愈甚、时间愈久者重，反之较轻；气息愈急促并见痰鸣者重，气息平和无痰阻气乱者轻；神志昏迷愈深、愈久者重，无神志异常者轻；无尿者重，少尿、有尿者轻。

六、急救处理

（一）处理原则

厥脱病情复杂且多变，临证应高度警惕，严密观察，分秒必争。其处理原则可概为：

1.细察病因

厥脱乃多种病因所致之内科急症，审明病因，对厥脱之治疗至关重要。若系热毒内陷所致，清热解毒固脱并重；若出血亡阳所致，当益气摄血，回阳救逆同治；若肝阳暴涨或中毒致脱，当平肝、祛秽与救逆兼用。

2.辨明虚实

一般而论，热厥多属实证；寒厥则多属虚证。具体而言，若厥而气壅息粗，喉间痰鸣，或烦热不宁，抽搐反张，脉多实或滑数者，属实；若厥而气息微弱，自汗淋漓，肤冷肢凉，嗜睡蜷卧，脉沉细而欲绝者，即为脱象，属虚。辨明虚实，方能避免治疗上“虚其虚”“实其实”之误。

3.综合救治

厥脱之证，虽有轻重之别，寒热之分，阴阳之异，厥与脱之差，但均属危重证候，且可迅速逆变，乃至死亡。因此必须采用多种投药办法，积极进行综合救治，将标本、先后，缓急统一起来，力求辨证确切，用药有力，措施及时。

（二）急救治疗

1.一般措施

保持安静，开通静脉通道，补液，氧疗等。

2.益气养阴固脱

生脉注射液 20~40 mL 静脉推注，每 1~2 小时 1 次，直到脱离厥脱状态；或生脉注射液 100 mL 加入 10%葡萄糖溶液中稀释静脉滴注，每日 2 次；或选用参麦注射液，用法与生脉注射液同。

3.益气回阳固脱

参附注射液 20~40 mL 静脉推注，每 1~2 小时 1 次，直到脱离厥脱状态。

4.清热解毒开窍

清开灵注射液 40~120 mL 加入 10%葡萄糖溶液中稀释静脉滴注；或醒脑静注射液 20 mL 加入 10%葡萄糖溶液中静脉滴注，每日 1 次。

5.活血解毒通络

血必净注射液 50~100 mL 加入 10%葡萄糖溶液中静脉滴注，每日 1~2 次。

（三）辨证论治

1.热毒内闭，耗伤气阴（热厥）

主症：发热，烦渴躁妄，胸腹灼热，溺赤便秘，便下腐臭。苔黄舌燥，脉数。

治法：泄热解毒开窍，益气养阴固脱。

方药：用人参白虎汤及承气汤之类化裁而治之，药用生石膏、生大黄、枳实、厚朴、知母、人参等。若痰壅气滞而为厥者，宜豁痰行气用二陈汤、导痰汤加竹沥、姜汁、石菖蒲、郁金等治之。

2.气虚阳脱（寒厥、亡阳）

主症：手足逆冷，无热畏寒，或身冷如冰，神情淡漠，尿少或遗溺，下利清谷，面色晦暗。苔白舌淡，脉微欲绝。

治法：益气回阳固脱，温经散寒救厥。

方药：方用参附汤合四逆汤、当归四逆汤等加减以治之，药用人参、制附片、干姜、当归、细辛、桂枝等。病轻浅者当早用独参汤浓煎频服，气固阳自回；阳脱之象显者加制附片，益气回阳；寒盛者当散寒救厥。

3.血虚阴脱

主症：面唇苍白，发热烦躁，心悸多汗，口渴喜饮，尿少色黄，肢厥不温。脉细数或沉微欲绝。

治法：养阴益气固脱。

方药：固阴煎加减，药用人参、熟地、黄精、山茱萸、黄芪、山药、麦门冬、五味子、甘草等治之。

4.阴阳俱脱

主症：神志昏迷，目呆口张，瞳仁散大，喉中痰鸣，气少息促，汗出如油，舌卷囊缩，周身俱冷，二便失禁。脉微欲绝。

治法：回阳救阴。

方药：参附汤合生脉散加减以治之，药用人参、制附片、麦门冬、五味子、干姜、山茱萸等，若见唇面指端发绀者，可加丹参、赤芍、红花、川芎等活血之品。

（四）针灸

针灸具有疏通经络、调整气血、平衡阴阳之功效，对厥脱具有救治之用。

（1）主穴：素髎、内关。配穴：少冲、少泽、中冲、涌泉。针后30分钟至1小时血压稳定者，则加1~2个穴位。手法：中度刺激，留针，持续，间断捻针，血压稳定后方可出针。

（2）主穴：足三里、合谷，患者昏迷加涌泉。针刺或电针，电压10.5~14伏，频率每分钟105~120次，轻者1个电针1个穴位，重者2个电针2个穴位。

（3）主穴：人中。配穴：内关、足三里、十宣。强刺激（重病实证休克）。

针灸治疗，一般热厥发热者宜针，体温低或阳脱者宜灸。可灸百会、神阙、关元。

七、转归与预后

本病由多因致脏腑气血功能气机逆乱，阴阳气不相顺接，气血阴阳耗损所致。故其转归和预后取决于病因及气机逆乱之强弱，气血耗损之轻重。亦与病程长短、救治及时与否相关。

（1）厥和脱可以互相转化，因此两者之界限较难截然划分。一般而论，厥者多属脱之先兆，脱者多为厥之进一步发展。临证时，虽只见厥而未见脱者，也应在治疗用药上，酌加固脱之品，以防病情的突变。

（2）因厥脱有寒热和阴阳之别，其属性不同于急救用药的性味悬殊极大，因此必须详加辨识，这是避免误治的重要一环。

（3）临床研究表明论治热厥，宜早用通腑解毒和活血化瘀之剂，这种治则，有明显的清除炎性介质、改善微循环及增加血容量的功能，对纠正休克状态有良好的作用。因此，治疗此类厥脱患者，可根据中医辨证，在详细观察和综合处理的基础上，逐步推广这些新的经验，并在实践中不断总结和提高。

第三节　神昏

一、定义

神昏是以不省人事、神志昏迷为特征的常见内科急症。中医历代文献所述的“昏迷”“昏蒙”“昏厥”和“谵昏”等，均属神昏的范畴，系温病营血阶段、中风、厥脱、痫病、痰症、消渴、急黄和喘逆疾病等发展到严重阶段而出现的一种危急证候。

二、历史沿革

有关神昏症状描述的记载，最早见于《内经》，《素问·厥论篇》：“厥或令人腹满，或令人暴不知人。”并提出了“暴不知人”是阴阳之气逆乱所致。虽没有“神昏”病名的提出，但通过“厥证”“暴厥”等内容的研究，反映了当时对“神昏”的基本认识。汉代张仲景《伤寒论》对外感神昏证治有较详尽的论述，如“阳明篇”中所言：“伤寒若吐若下后不解，不大便五六日，上至十余日，日晡所发潮热，不恶寒，独语如见鬼状。若剧者，发则不识人，循衣摸床，惕而不安，微喘直视，脉弦者生，涩者死。”并针对外感神昏创立“攻下”“清热”2法，对后世影响深远，至今仍颇具价值。

晋唐时期，对神昏的认识逐步丰富，如葛洪在《肘后备急方》中记载了“卒死、中恶、中风昏迷等”，尤重针灸治疗。隋代巢元方《诸病源候论》对外感神昏和内伤杂病神昏进行了详尽的论述。唐代孙思邈《备急千金要方》对多种神昏进行了鉴别，如“风懿”之“奄忽不知人”，“风痱”之“智乱不甚”，并在“消渴门”记载了消渴出现神昏前的症状描述，谓：“内消之病，当由热中所作也……四肢羸惙，不能起止，精神恍惚，口舌焦干而卒。此病虽稀甚可畏也。”

金元时期，成无己在《伤寒明理论》明确提出了“神昏”一词，将其定义为：“神志不清”“神昏不知所以然。”及至明代对其病因病机有了进一步的认识，如秦景明《症因脉治》论及“外感口噤不语”时云：“内有积热，外中风邪，经络不通，发热自盛，热极生痰，上熏心肺，神识昏迷，则不语矣。”陶华在《伤寒六书》中，阐发瘀血昏迷之病机，谓："凡见眼闭目红，神昏语短，眩冒迷忘，烦躁漱水，惊狂谵语……皆瘀血证也。"对后世启发很大。

清代温热学说盛行，对于外感热病神昏的认识更为深刻，治疗经验更加丰富。叶天士《温热篇》将热灼营血，心神被扰，热盛迫血，躁扰神昏，其舌必绛等作为温热病营血辨证的重要指标，叶氏所云"外热一陷，里络就闭，非菖蒲、郁金所能开，须牛黄丸、至宝丹之类以开其闭"、"湿热熏蒸，将成浊痰蒙蔽心包"及"瘀血与热为伍"阻遏窍机而致神昏的论述，对温热病神昏具有重要的指导意义。薛己在《湿热病篇》中对邪热由气入营，心包受灼，神识昏乱，提出了清热救阴，泄泻平肝之法，湿热蕴结胸膈，神昏笑忘用凉膈散，而热结胃肠用承气汤。余霖《疫病篇》对疫病神昏力主大剂清瘟败毒饮治之。吴鞠通在《温病条辨》中对温病神昏亦多有发挥，如《温病条辨·上焦篇》云："太阴温病，不可发汗……发汗过多，必神昏谵语……神昏谵语者，清宫汤主之，牛黄丸、紫雪丹、局方至宝丹亦主之。"林佩琴《类证治裁》对神昏脱证有专论，谓："生命以阴阳为枢纽，阴在内，阳之守；阳在外，阴之使。阴阳互根，相抱不脱……如上脱者，喘促不续，汗多亡阳，神气乱，魂魄离，即脱阳也。下脱者，血崩不止，大下亡阴……即脱阴也。上下俱脱者，类中眩仆，鼻声鼾，绝汗出，遗尿失禁，即阴阳俱脱也。更有内闭外脱，痉厥神昏，产后血晕等症是也。"堪称精辟之论。俞根初《通俗伤寒论》创立多种方剂，极大地丰富了温病神昏的治疗，如邪热内陷用玳瑁郁金汤，瘀阻清窍用犀地清络饮，痰瘀阻塞心包用犀地三汁饮等，更有陷胸承气汤、犀连承气汤、白虎承气汤、解毒承气汤等，既祖述前人，又多所创新。对后世诊治神昏具有极大的指导价值。

三、范围

西医学的各种原因导致的以意识障碍为主要临床表现者，如流行性乙型脑炎、流行性脑脊髓炎、中毒性脑病、急性脑卒中、肝性脑病、肺性脑病、高温中暑、化学药品中毒、糖尿病昏迷等均可参阅本篇内容进行急救处理。

四、病因病机

神昏为病，乃心脑受扰而发。心藏神，主神明，神志活动为心所司。脑为元神之府，是清窍之所在，脏腑清阳之气，均会于此而出于五官，不论外感时疫，热毒内攻，或内伤疾病阴阳气血逆乱，浊邪上扰，皆可导致清窍闭塞，神明失守，而发为神昏。

1.热毒壅盛，内陷营血

外感时邪，蕴结化热，或感疫疠之气，热毒壅盛，内陷营血，心主血属营，心藏神，热毒内陷营血，扰乱心神，神明失守而发为神昏，亦有邪热内扰，阳明腑实，熏蒸心包，而发神昏。

2.湿热痰浊，蒙蔽清窍

外感湿热之邪，加之素体为脾虚湿盛之体，湿聚为饮，热之煎熬而为痰，痰热互结，上蒙清窍，神为之不用，发为神昏。

3.瘀阻心窍，神不守舍

温热病邪，邪热内陷，痰浊瘀血交阻，如俞根初在《通俗伤寒论》中所言："热陷包络神昏，非痰迷心窍，即瘀阻心孔。"或瘀热相合，堵塞心窍；或热入血室瘀热结于下焦，均可致神不守舍而神昏。

4.阴阳亡脱，神无所倚

外感温热毒邪，或汗吐下太过，或毒热内盛，耗气伤津，甚者阴阳亡脱，心神失养，神无所倚，而引发神昏，或久病，脏腑虚损，邪祛正亡元气耗竭，阳气欲脱，神明失养，发为神昏。

总之，本病多因热陷心营，湿热痰蒙，腑实燥结，瘀热交阻，上扰清阳，闭塞清窍，阴阳亡脱，神无所倚等均可导致神昏。本病多属闭证和脱证的变证或兼证，凡痰浊、热毒、风阳、瘀血等阻塞清窍，导致阴阳逆乱，神明蒙蔽者，多属闭证；凡气血亏耗，阴阳衰竭，不相维系，清窍失养，神无所倚而神昏者，多属脱证；如属痰浊壅盛，内蒙清窍，又兼气血耗散，神不守舍，以致神昏者，乃内闭外脱的虚实兼见之证，临证应结合其病因病机，详加分析和辨证。

五、诊断与鉴别诊断

（一）诊断

神昏之症，结合诱因，诊断不难，然重在明晰病因之别，类型之异，及证候特点。凡温热之邪为病，高热在先，神昏在后，发于冬春多见于风温或春温；发于夏秋多见于暑温、湿温、疫毒痢等；在高温或炎热烈日之下发病者多为中暑；先黄疸渐神昏，当为急黄重症；伴有半身不遂者多为中风等。

（二）鉴别诊断

1.痫病

痫病是一种发作性神志异常之病，常突然发病，神志不清，双目凝视，或肢体抽搐；重者猝然昏倒，口吐涎沫，两目上视，牙关紧闭，或口中做猪羊叫声，移时苏醒，醒后无异常，可反复发作，每次相似。不同神昏，一经发作，不会于自然恢复，更不会反复发作。

2.厥证

厥证是以突然昏倒，不省人事，或伴有四肢逆冷为主要表现的一种病证，可短时间内恢复，醒后无后遗症。亦有发展为神昏者。

3.脏躁

脏躁多发于青壮女性，在精神刺激下突然发病，临证特点多样，或昏睡，或突然失语、僵直等，常反复发作，患者主动抵抗（如察看瞳神之时，患者拒之）等，与神昏可资鉴别。

六、辨证要点

神昏起病多较急骤，证候较为复杂，变化较速，常易造成误诊误治，故应掌握以下辨证要点。

（一）明闭脱及兼夹

神昏当明闭脱，兼湿兼瘀之别。邪毒内陷心包之神昏，常伴有高热、谵语、烦躁抽搐，或斑疹衄血，舌红绛而脉滑数；痰浊蒙蔽清窍之神昏，多呈似清非清，时清时昏之状态，咳逆喘促，痰涎壅盛，身热而多不高，舌腻而垢浊，脉濡而数；阳明燥结之神昏，以谵语烦躁为主，日晡潮热，腹满而痛，舌黄而燥，脉沉实；瘀热交阻之神昏，证见谵昏如狂，少腹满硬急痛，唇爪青紫，舌绛，脉沉而涩。他如湿热上蒸和肝阳暴涨之神昏，则有黄疸日深，斑疹衄血或卒中偏瘫，肝风内动等特点。若突然大汗，面白，肢体厥冷，脉微欲绝，神志不清者，当为脱证之神昏。

（二）审外感及内伤

神昏之病因，有外感内伤之分，热陷心营、腑实燥结和瘀热交阻之神昏，多属温热病的逆传变证；喘促痰盛和肝阳暴涨之神昏，多属内伤杂病演变发展之急候；湿热上蒸之神昏，既可发于外感，也可见于内伤杂病之变证。不论外感、内伤之神昏，其病必犯心、脑，清窍闭塞或神明失守。

（三）察神昏之类型

神昏可分为昏而躁扰谵语、昏而发狂、昏而时醒和昏迷不醒 4 类。细察神昏的不同特点，结合病机分析，躁扰谵语者较轻，昏迷不醒者较重；昏而发狂者多属瘀热，昏而时醒者病势较为缠绵。

（四）审神昏的兼证

神昏是由多种疾病发展演变而成的急危证候，只辨神昏一症较难获得正确救治，故应重视其兼证的鉴别和比较。如神昏兼见偏瘫、黄疸、喘促痰多等候，则不难辨明其分属中风、急黄、喘证之神昏。因此全面地进行辨证乃是治疗神昏必不可少的。

（五）观舌象之变化

温病热入营血，舌质红绛，苔多黄燥；湿热痰蒙，舌苔白腻或黄腻垢浊，舌质或红或淡；阳明腑实，舌苔黄厚干燥，或焦黑起芒刺；瘀热交阻，舌质深绛带紫暗。

七、急救处理

（一）处理原则

1.分主次

即分辨神昏不同证候中，何者为导致神昏的主证，何者为非主证，这对指导选方用药十分重要。感受温热邪毒所致的神昏，高热乃是主证，高热一退，神昏即解；喘促痰蒙之神昏，痰涎壅盛为其主证，痰浊一去，则神昏必去。

2.审标本

神昏之为病，神昏为标，导致神昏之病因为本。治神昏之要，祛除导致神昏之主要病因，就可达到治其本而缓其标急之危。如腑实燥结之神昏，其主要病机为邪热与胃肠糟粕相结，导致实热上扰于心，以攻下通腑为先，使腑气得通，则神昏必解。

（二）急救处理

1.一般措施

入抢救室，氧疗，开通静脉通道。

2.开放气道

仰卧头去枕，将头处于仰头举颏位；呼吸道堵塞严重者，当气管插管以机械通气辅助呼吸。

3.醒脑开窍

醒脑静注射液 20 mL 加入 250 mL10%葡萄糖注射液静脉滴注。

4.清热解毒开窍

清开灵注射液 20~120 mL 加入 250 mL10%葡萄糖注射液静脉滴注；或安宫牛黄丸 1 丸，每日 2~3 次，口服或鼻饲。

5.益气养阴固脱

生脉注射液20~40 mL静脉推注，1~2小时/次，直到脱离厥脱状态；或生脉注射液 100 mL 加入 10%葡萄糖注射液稀释静脉滴注，每日 2 次；或选用参麦注射液，用法与生脉注射液同。

6.益气回阳固脱

参附注射液 20~40 mL 静脉推注，1~2 小时/次，直到脱离厥脱状态。

（三）辨证论治

1.热陷心营

主症：神昏，常伴有高热、谵语、烦躁抽搐，或斑疹衄血。舌红绛，苔黄燥，脉滑数或细数。

治法：清心开窍，泄热护阴。

方药：清官汤加减。药用玄参心、莲子心、竹叶卷心、连翘心、水牛角、连心麦门冬等，方中以玄参心、水牛角为主药以清心热，佐以竹叶卷心、连翘心泄心热；以莲子心、麦门冬清心滋液，诸药合用共奏清心开窍之功。病重者加服安宫牛黄丸 1 丸；深昏者，加服至宝丹，每服 1 丸，每日 4~6 次，灌服或鼻饲。

清开灵注射液 30~120 mL 用 5%葡萄糖或 0.9%氯化钠注射液 250 mL 稀释后静脉滴注，每日分 2~4 次。

醒脑静注射液 20 mL，用 5%葡萄糖或 0.9%氯化钠注射液 250 mL 稀释后静脉滴注，每日 1~2 次。

血必净注射液 100~150 mL，用 5%葡萄糖或 0.9%氯化钠注射液 250 mL 稀释后静脉滴注，每日 1 次。

2.湿热痰蒙

主症：神昏，多呈似清非清，时清时昏之状态，咳逆喘促，痰涎壅盛，身热而多不高。舌腻而垢浊，脉濡而数。

治法：豁痰开窍，化湿清热。

方药：菖蒲郁金汤加味。药用石菖蒲、郁金、炒栀子、连翘、竹叶、竹沥、姜半夏、茯苓、陈皮、白芥子、苏子、莱菔子等。方中以石菖蒲、郁金理气豁痰解郁；丹皮凉血活血，祛血中之伏火；竹沥清壅滞之痰浊；栀子、连翘、菊花、金银花清热解毒，除肺中积热；牛蒡子能升能降，力解热毒。

若偏于热重者，可送服至宝丹；如湿邪较甚者，可加用苏合香丸；兼动风抽搐者，加服止痉散。

清开灵注射液 30~60 mL 用 5%葡萄糖或 0.9%氯化钠注射液 250 mL 稀释后静脉滴注，每日分 2~4 次。醒脑静注射液 20 mL，用 5%葡萄糖或 0.9%氯化钠注射液 250 mL 稀释后静脉滴注，每日 1~2 次。

3.阳明腑实

主症：神昏，以谵语烦躁为主，日晡潮热，腹满而痛。舌黄而燥，脉沉实。

治法：攻积通下。

方药：承气汤类方加减。药用大黄、芒硝、枳实、厚朴等。方中以大黄为主，清热通便，荡涤肠胃；芒硝助大黄泻热通便，软坚润燥，以厚朴、枳实行气散结，消痞除满，助芒硝、大黄涤荡积滞，加速热结之排泄。四药共用，以达通腑泄热之功。

若阳明腑实兼邪闭心包者，改用牛黄承气汤（《温病条辨》）；高热昏狂，烦渴大热等气分证明显者，改用白虎承气汤（《通俗伤寒论》）；若兼见神倦少气，口舌干燥，脉虚者，加甘草、人参、当归、玄参、生地、麦门冬以补气阴；若津枯便燥者，用增液承气汤（《温病条辨》）；若见神昏谵语，狂躁不安者，配用紫雪丹。

4.瘀热阻窍

主症：谵昏如狂，少腹满硬急痛，唇爪青紫。舌绛，脉沉而涩。

治法：清热通瘀开窍。

方药：清营汤（《温病条辨》）。药用水牛角、生地、玄参、竹叶心、麦门冬、丹参、黄连、金银花、连翘。方中水牛角咸寒，清营分之热毒，凉血化斑；玄参、生地、麦门冬养阴清热；黄连、竹叶心、连翘、金银花清热解毒，透热于外，防热邪内陷，逆传心包；丹参清热凉血，活血化瘀，防热与血结，引药入心。若痉厥者，加羚羊角、钩藤、菊花清热息风止痉，或配合紫雪丹口服；神昏谵语、舌謇肢厥，邪入心包者，先服安宫牛黄丸清心开窍，继服本方。

清开灵注射液 30~60 mL 用 5%葡萄糖或 0.9%氯化钠注射液 250 mL 稀释后静脉滴注，每日分 2~4 次。

醒脑静注射液 20 mL，用 5%葡萄糖或 0.9%氯化钠注射液 250 mL 稀释后静脉滴注，每日 1~2 次。

血必净注射液 100~150 mL，用 5%葡萄糖或 0.9%氯化钠注射液 250 mL 稀释后静脉滴注，每日 1 次。

5.湿热急黄

主症：发病迅速，神昏，黄疸急速加重，高热，烦躁不安。舌质红绛，脉弦数或细数。

治法：利湿泄热，凉血开窍。

方药：茵陈蒿汤加减。药用茵陈、栀子、水牛角、大黄、生地、丹皮、玄参、石菖蒲、石斛等，加服神犀丹 3g，每日 3~4 次。

（四）针灸

昏迷抢救时配穴：手十二井穴、百会、水沟、涌泉、承浆、神阙、关元、四神聪等。

（1）亡阴神昏：上述基础方减神阙，着重补涌泉、关元、绝骨；其余诸穴，平补平泻；阴阳俱亡，则用凉泻法针涌泉，加灸神阙。

（2）亡阳神昏：重灸神阙，温针关元，用烧山火针涌泉、足三里，余穴平补平泻。

（3）厥证神昏：基础方减神阙，侧重刺十二井穴出血，针水沟、承浆；气虚而厥，刺十二井穴放血，凉泻法针足三里、丰隆；夹痰者，泻天突、丰隆；伤食者，针足三里及上、下巨虚；阳热明显者，重在十二井穴、百会、涌泉放血；阴寒盛者，平补平泻水沟、承浆、十二井穴，其余各穴均灸或温针。

八、转归与预后

神昏是温热病、中毒、厥证、中风、痰证、瘀证等发展演变的变证，病多危急险恶，因此临证应详审病机，标本同治，采用综合急救措施，方能收到良好的急救效果。温热病所致的神昏，若治疗不当，热毒内陷，易致抽搐、癃闭、喘促等危重病证，常危及生命，如吴鞠通云：“心神内闭，内闭外脱者死。”又有因实转虚，伤及阴精者可产生后遗症，如呆证、失语等。急黄导致神昏，多伴有大出血、癃闭等，病死率极高。

第四节　抽搐

一、定义

抽搐是以四肢突然不自主地抽动，甚则颈项强直、角弓反张为特征的一种内科急症。多由热盛动风、阴亏阳亢动风、肝风内动或风毒内袭经脉等所致，有“痉证”“瘛疭”“痉病”之称，俗称“抽风”。

二、历史沿革

抽搐一症，历代医家论述丰富，但散见于“痉病”“痉证”“瘛疭”等之中。抽搐的最早论述见于《素问•至真要大论篇》：“诸痉项强，皆属于湿。”“诸暴强直，皆属于风。”“项强”“强直”为抽搐的主要症状。《灵枢•经筋》中明确论述了抽搐的发生与寒邪、足太阳膀胱经、足少阴肾经相关，“足太阳之筋……其病小指支，跟肿痛，腘挛，脊反折，项筋急”，“足少阴之筋……病在此者，主痫瘛及痉”，“经筋之病，寒者筋急，热者筋弛纵不收”。《素问•骨空论篇》更有：“督脉为病，脊强反折。”说明抽搐之发生也与督脉有关。《素问•生气通天论篇》认为湿热之邪亦可致痉，“因于湿，首如裹，湿热不攘，大筋緛短，小筋弛长，緛短为拘，弛长为痿”。

汉代张仲景在《伤寒杂病论》中详细地描述了抽搐一症的临床表现，如“拘急，颈项强急，独头摇动，卒口噤，背反张，气上冲胸，口噤不得语”等，在病因方面提出了外感风寒之外，十分强调误汗、误下、伤耗津液之因素，在治疗方面有瓜蒌桂枝汤、葛根汤、大承气汤为治疗抽搐的主方，尤其大承气汤一法，奠定了后世温病学“热盛致痉”的基础。

隋唐之际，巢元方《诸病源候论》及孙思邈《备急千金要方》中均记载了抽搐之发作“如痫状”，说明当时对其与痫病之间的鉴别已很清楚。孙思邈在病因上提出了“新产妇人及金疮血脉虚竭，小儿脐风，大人凉湿”的论断，较《内经》及张仲景的认识又有新的发展。金元时期，朱丹溪对抽搐一症又有新的看法，认为本病并非外来之风而至，乃本气自虚耳，因此治疗上不可作“风”来治，专用“风药”，而“宜用人参、竹沥之类”。明代《医学入门》一书中，明确提出了抽搐的产生是“先伤风而后又感寒，或先伤风而后又感湿”复合发病因素，而张景岳在《景岳全书》中认为“凡属阴虚血少之辈，不能荣养筋脉，以致抽挛僵仆者，皆是此证……凡此之类，总属阴虚之证，盖精血不亏，则虽有邪干，亦断无筋脉拘急之病”。

清代，由于温病学的发展，有关抽搐的认识又有了进一步的发展和补充。叶天士在《临证指南医案》一书中，明确提出了抽搐的发生因于肝，他认为：“肝为风木之脏，因有相火内寄，体阴用阳，其性刚，主动主升……倘精液有亏，肝阴不足，血燥生热，热则风阳上升，窍络阻塞，头目不清，眩晕跌仆，甚者瘛疭痉厥矣。”薛己在《温热经纬•湿热病篇》中详细论述了湿热致痉的病机特点；吴鞠通更是阐明了抽搐的辨证纲领即“虚、实、寒、热”，他在《温病条辨》中说：“六淫致痉，实证也；产后亡血，病久致痉，风家误下，温病误汗，疮家发汗者，虚痉也；风寒、风湿致痉者，寒痉也；风温、风热、风暑、燥火致痉者，热痉也。”可以说，吴氏对抽搐的辨证治疗进行了一次精辟的总结。王清任在汲取前人对抽搐认识的基础上，提出了“气虚血瘀”的重要病机，他在《医林改错》中谈道：“因其病发作时，项背反张，两目天吊，口噤不开，口流涎沫，咽喉痰声，昏沉不省人事，以为中风无疑，殊不知，项背反张，四肢抽搐，手足握固，乃气虚不固四肢也；口流涎沫乃气虚不固津液也；咽喉来往有痰，非痰，乃气虚不归原也……元气既虚，必不能达于血管，血管无气，必停留而瘀，气虚血瘀之证。”

综上所述，历代文献中，对抽搐的认识日渐丰富，因为历史的原因，各医家从不同的角度认识抽搐病证，积累了丰富的经验。

三、范围

西医学之颅内感染性疾病所致之惊厥、高热惊厥、代谢性疾病引起的惊厥、高血压脑病引起之惊厥，以及破伤风之惊厥等均可参阅本篇内容进行辨证论治。

四、病因病机

《素问•至真要大论篇》说：“诸暴强直，皆属于风。”“诸风掉眩，皆属于肝。”

结合临床脉证特点，内科急症之抽搐，多由风、火、痰所致，病位多与心、肝、肾有关，而以肝为主。肝为风木之脏，肝风内动则抽搐。凡邪热亢盛，引动肝风，风火相煽；或各种原因所致的阴血亏耗，致使水不涵木，引起肝风内动，均可产生抽搐；此外还有肝阳暴涨，以及外伤之后，风毒内袭肝之经脉，营卫不得宣通，亦可动风抽搐。

1.热盛动风

外感温热病邪，内侵入里，邪热炽盛，引动肝风，风火相煽，窜扰经络，致筋脉挛急；或邪热内结阳明，里热熏蒸，胃津被劫，燥屎内结，津液灼伤，筋脉失养；或邪热内盛，深入营血，窜犯心包，逆乱神明，闭塞经脉而发抽搐。正如《温热经纬•湿热病篇》曰："湿热证，三四日即口噤，四肢牵引拘急，甚者角弓反张，此湿热侵入经络脉隧中。""湿热证，发痉，神昏笑妄，脉洪数有力，开泻不效者，湿热蕴结胸膈，宜仿凉膈散。若大便数日不通者，热邪闭结肠胃，宜仿承气微下之。"

2.风毒内袭

新近创伤，伤口不洁，风毒之邪乘隙内侵，影响肌膜经脉，致营卫被阻，不得宣通，以致筋脉拘急而成本症，又称"金疮痉"，正如《张氏医通•诸风门》称："破伤风……口噤目斜，身体强直，如角弓反张之状。"

3.风阳上亢

肾阴亏损，阴血亏耗，水不涵木，木失所养，肝风内煽，或火热挟痰，引动肝风，致筋脉拘急。《续名医类案•惊风》："发热抽搐，口噤痰涌，此肝胆经实火之证。"叶天士《临证指南医案•肝风》："温邪深入营络，热止，膝骨痛甚，盖血液伤极，内风欲沸，所谓剧则瘛疭，痉厥至矣。"

4.虚风内动

久病之体，卒失血后，汗、吐、下太过者，由于津液亏损，液少血枯，血不荣筋，或肝阴不足，不能输津于筋，故筋脉拘急而发抽搐。

总之，抽搐之为病，有外感内伤之分，虚实之异，病因不同，或因风、热、痰邪，伤及心肝，心受热则惊，肝有余则风动，风火相煽，而成抽搐。故前人有："风非火不动，火非风不发，风火相煽而成惊风，故心肝二脏主之。”亦有阴津受损，水不涵木，筋脉失养，虚风内动，而发抽搐，病性为虚实夹杂。

五、诊断与鉴别诊断

（一）诊断

（1）病史：发病前有感受外邪或内伤虚损以及他病的病史。

（2）先兆症状：头痛，头晕，颈项不适，烦躁不安，呵欠频频，乏力，或伴恶寒发热。

（3）主症：多先牙关紧闭，继则项背强直，四肢抽搐，甚至角弓反张。

（二）鉴别诊断

1.痫病

痫病是一种发作性神志异常之病，常突然发病，神志不清，双目凝视，或肢体抽搐；重者猝然昏倒，口吐涎沫，两目上视，牙关紧闭，或口中做猪羊叫声，移时苏醒，醒后无异常，可反复发作，每次相似。抽搐则多在某些疾病的进程中出现，一般不会自行缓解，温热病之痉，可暂时缓解，多伴有高热、头痛，或与神昏并见。

2.厥证

厥证以突然昏倒、不省人事、面色苍白、四肢厥冷为主症，甚者一厥不复，但多不伴见四肢抽搐、项背强直等症。

3.中风

该病好发于40岁以上之人，以突然昏仆、不省人事，或不经昏仆而渐进加重，以半身不遂、口舌歪斜为主要临床症状，昏迷较深者多无苏醒；而抽搐仅为肢体抽动为主症，可资鉴别。

4.颤证

颤证为慢性疾病，抽搐为多种急危重病的发展过程，颤证仅表现为手肢颤动，无抽动，更无二目天吊、角弓反张等，正如张石顽在《张氏医通•诸风门》中所言：“振颤与瘛疭相类，瘛疭则手足牵引而或伸或曲，震颤则振动而不曲。”

总之，抽搐之症，有外感内伤之分，虚实之异，病因不同，其临床证候亦有差别。若见于急性热病的邪热内盛，热极生风的抽搐，常见四肢抽搐并伴有壮热、汗大出、渴欲冷饮、神志昏迷、脉洪数、舌质红、苔黄燥等症；若见于各种急性热病的后期，由于邪热久稽，气阴亏耗，虚风内动之抽搐，则多现手足蠕动，偶有抽搐，并伴有低热、心烦不宁、口干舌燥、精神疲乏、舌绛苔少、脉细数等症；若疫毒入脑或外伤感受风毒侵袭经脉之抽搐，则多现阵发的四肢大抽搐，颈项强直，甚至角弓反张，伴有神昏、喘促、头痛、苔腻、脉弦紧等症；若肝阳上亢，肝风内动之抽搐，则常并见剧烈头痛呕吐、神昏、偏瘫、面红气粗、舌红苔黄、脉弦有力等症。

六、辨证要点

内科急症之抽搐起病急骤，变化迅速，证候复杂，兹将其辨证要点，分为以下 3 项。

（一）辨虚实

抽搐一症，有虚有实。实者多见四肢阵阵抽搐，或持续之抽搐，常伴有壮热谵语神昏，甚至角弓反张，苔黄燥，脉弦数；虚者，其抽搐呈手足蠕动，热势不甚，神怠或朦胧，舌红少津少苔，脉虚细而数。温病高热，肝阳暴涨，风毒内袭之抽搐，多属实证；气阴亏耗，水不涵木之抽搐，多属虚证。

（二）审病机

邪热内炽，热极生风之抽搐，乃邪热内陷，灼伤营阴，引动肝风，风火相煽而为抽搐，病在心肝；若温病后期，或久病劳伤，或因大汗、亡血等，致使气阴亏耗，而致筋脉失养，则可发为虚风内动；肝阳暴涨，上扰清窍，或风毒内袭，直犯经脉，也可引起筋脉拘急而抽搐。辨明不同病机，对指导正确的辨证治疗，十分重要。

（三）察兼证

对抽搐证候，若只辨抽搐，不察兼证，则难以判明其虚实和标本，因此，必细察其兼证，才有可能使辨证准确。邪热内炽，热极动风，必兼一派邪热之兼证；虚风内动，必有其气阴亏耗之兼证；肝阳上亢，肝风内动和风毒内袭经脉之抽搐之兼证已如上述，此乃辨证时应注重之事。

七、急救处理

（一）处理原则

1.标本同治

因抽搐多系其他疾病临床过程中出现的急候，属于标急之症，而导致抽搐发生之疾病，则为病之本。若只治标，不治本，则抽搐难除，如治邪热内盛，热极生风之抽搐，当以清热解毒为本、为急、为先，这样方能热解风自息。若只恃羚羊、钩藤、全蝎、蜈蚣等息风之品，则较难达到热退风定的目的。

2.辨风、火、痰之兼杂

抽搐可由风起，热变，痰生，因此论治之前，辨明其由何而起，孰多孰少，或相兼何证，十分重要。热变者，必见热盛烦渴、内扰心营之兼证；痰生者，多有痰湿内盛之宿痰，或痰涎壅盛之兼证；风动而起者，病多突然而发，起于暴怒大恐之后，并见痰壅闭窍，及风邪内袭经脉之兼证。

（二）急救治疗

1.一般措施

保持安静，开通静脉通道，补液治疗，氧疗等。

2.中成药

（1）琥珀惊风片（又名琥珀抱龙丸）：钩藤 90 g，朱砂 33 g，琥珀、川贝、天竺黄各 30 g，防风、僵蚕、天麻、胆南星、白附子、全蝎各 15 g，甘草 6g，麝香 1.5 g，冰片 0.6 g。上药共为片剂，每片合生药 0.4 g，每次服 2 片，每日 1~2 次。适用于身热面赤、四肢抽搐、痰壅昏迷者。

（2）牛黄惊风片（又名牛黄抱龙丸）：胆南星 30 g，天竺黄、僵蚕各 10 g，茯苓、雄黄、牛黄各 1.5 g，琥珀 7.5 g，全蝎、朱砂各 4.5 g，麝香 0.6 g。上药共为片剂，每片含生药 0.5 g，每次 2 片，每日 1~2 次。适用于身热昏睡、四肢抽搐、牙关紧闭、痰壅喘气者。

（3）牛黄镇惊丸：天麻、钩藤、全蝎、羌活、防风、胆南星、荆芥、细辛、半夏、白术、茯苓，人参、远志、石菖蒲、桔梗、川芎各 30 g，甘草、沉香各 180 g，天竺黄 90 g。以上诸药共研细末，每 6300 g 细末中加琥珀 360 g，朱砂 145 g，麝香、冰片、牛黄各 72.5 g，雄黄 60 g，作为蜜丸每丸 1.5 g，每服 1 丸，每日 2 次。适用于急热抽搐、痰壅神昏、牙关紧闭者。

（4）化风丹：黄连、陈皮各 600 g，僵蚕、钩藤、沉香各 300 g，胆南星、枳实各 1200 g，黄芩 2400 g，大黄 4800 g。上药共为蜜丸，每丸 1.5 g，每服 1 粒，日服 2 次。适用于高热抽搐、痰涎壅盛者。

（5）解痉曲膏（外用方）：雄黄、蓖麻仁各 1.5 g，巴豆仁（不去油）15 g，五灵脂 9 g，银朱 4.5 g，朱砂、麝香 1 g。上药混合为粉，以油烟脂调膏，成人每次 3~5 g，小儿可用 1~3 g，作为饼状贴于印堂、太阳、百会、囟门等穴位，每次 6 小时，共贴 2~3 次，对脑炎之抽搐有一定疗效。局部常可见到灼红、水疱、疼痛，应防溃破。

3.解痉中药注射剂

（1）清开灵注射液：每次 30~40 mL 加等渗葡萄糖注射液 100 mL 静脉滴注，每日 1~2 次；病情重者可加大用量到 120 mL。临床主要用于热毒内生的患者。

（2）醒脑静注射液：每次 10~20 mL 加等渗葡萄糖注射液 100 mL 静脉滴注，每日 1~2 次。开窍之力尤强，临证要关注神志之变化。

（3）穿琥宁注射液：每次 200~400 mL 加等渗葡萄糖注射液 500 mL 静脉滴注，每日 1~2 次。解热之力突出，但临证不可量大，一日量不超过 800 mL 为佳。

4.针刺治疗

（1）体针主穴：人中、风池、合谷、十宣、阳陵泉、太冲。配穴：内关、曲泽、风池、后溪、颊车、丰隆、下关。

手法：每次针刺 1~3 穴，采用泻法强刺激 3~5 分钟，不留针，视病情轻重，轻者每日 2~3 次，重者每 6 小时针 1 次。口噤不开者，针刺颊车、下关、人中、地仓等穴，用泻法，不留针。

（2）耳针：取神门、脑干、肝、皮质下穴，采用泻法，中强刺激。留针 30~60 分钟。

5.外治法

（1）开关散：口噤不开，神昏抽搐者，可取药粉少许，嗃鼻取嚏。或用乌梅肉频擦牙龈。

（2）鲜地龙 50 条，捣烂如泥，加食盐少许，涂敷前囟门，适用于婴儿抽搐。

（三）辨证论治

1.热盛动风

主症：高热烦躁，汗出口渴，项背强急，手足瘛疭，甚者角弓反张，腹满燥屎内结。舌苔黄燥，甚者焦燥起芒刺，脉弦数有力。

治法：泄热存阴，息风止痉。

方药：增液承气汤加味。药用玄参、麦门冬、生地、大黄、芒硝、僵蚕、钩藤、羚羊角片等。方中玄参、麦门冬、生地滋阴清热，缓解筋膜燥涩，使热去津回；大黄荡涤积热；芒硝软坚润燥，助大黄泻热通便；僵蚕、钩藤、羚羊角凉血息风止痉。若烦躁甚者，加淡竹叶、栀子清心除烦；抽搐频发者，加地龙、全蝎息风活络。

静脉注射剂：清开灵注射液 30~60 mL 加等渗葡萄糖注射液 250 mL 静脉滴注，每日 1~2 次。病情重者可加大用量到 120 mL。临床主要用于热毒内生的患者。

2.阴虚动风

主症：手足蠕动，甚者瘛疭，颧红低热，汗出口干，精神倦怠。舌干红少苔，脉细数无力。治法：滋补肝肾，育阴息风。

方药：大定风珠。药用白芍、麦门冬、钩藤、阿胶珠、生地、生牡蛎、炙甘草、龟板、鳖甲、鸡子黄、五味子、麻仁。方中鸡子黄、阿胶滋养阴液以息风；生地、麦门冬、白芍滋阴柔肝；龟板、鳖甲、牡蛎滋阴潜阳；火麻仁养阴润燥，五味子收敛气阴，炙甘草益气和中。有痰者，酌加天竺黄、胆南星、川贝母以清化热痰；有低热者，酌加白薇、地骨皮以退虚热。

静脉注射剂：生脉注射液 60~100 mL 加等渗液体 250 mL，静脉滴注，每日 1 次；参麦注射液 60~100 mL 加等渗液体 250 mL，静脉滴注，每日 1 次；刺五加注射液 20 mL 加等渗液体 250 mL，静脉滴注，每日 1 次。

3.肝阳上亢

主症：头痛剧烈，神昏抽搐，面红气粗，恶心呕吐。舌红苔黄，脉弦有力。

治法：滋养肝肾，潜阳息风。

方药：镇肝息风汤。药用牛膝、代赭石、生牡蛎、白芍、生地、钩藤、青蒿、玄参、龟板、生龙骨、天门冬、川楝子。方中重用牛膝引血下行，折其阳亢，并能滋养肝肾；代赭石重镇降逆，并能平肝潜阳；生龙骨、生牡蛎潜阳降逆；龟板、玄参、钩藤、天门冬、白芍滋养阴血，柔肝息风；青蒿、川楝子、生麦芽清泄肝阳之有余，条达肝气之郁滞。若头痛较剧，面赤较甚者，酌加羚羊角片、夏枯草、菊花。脉弦、头昏痛甚者，加服罗布麻叶片，每次 2 片，每日 3 次；抽搐甚者，加全蝎、蜈蚣，研为细末，冲服。

4.风毒内袭

主症：头痛，项背强急，甚者角弓反张，可伴有恶寒发热。舌苔薄白或白腻，脉浮紧。

治法：祛风止痉，燥湿和营。

方药：玉真散。药用天南星、防风、天麻、白芷、羌活、白附子、全蝎、蜈蚣、白僵蚕等。方中白附子、天南星祛风痰，镇痉为主，羌活、防风、白芷、天麻协助主药疏散经络中风邪，导邪外出，全蝎、蜈蚣、白僵蚕息风止痉。如抽搐重者，可配合五虎追风散（蝉蜕、天南星、天麻、全蝎、僵蚕、朱砂）；若邪毒内结，有攻心之势，可用瓜石汤（瓜蒌仁、滑石、苍术、天南星、甘草、生姜、赤芍、陈皮、白芷、黄檗、黄芩、黄连）。

抽搐为病，急而重，临证之时可在辨证论治基础上，酌情加用具有息风止痉之品，现代研究有止痉作用之中药有桂枝、藁本、蝉蜕、升麻、钩藤、秦艽、牛黄、全蝎、蜈蚣、僵蚕、天麻等，以增加疗效。

抽搐是多种原因导致的风动于内的垂危证候，因此治疗抽搐，必须审证求因，标本同治，才能收到良好的效果。实证较多，且与风、火、痰三者夹杂并见，故治疗抽搐常用清热、平肝、涤痰、息风、解毒等法，参合并用。虚证之抽搐，多由气阴亏耗而致，故常选养阴、益气之剂。临证之时必须详审脉证，以免犯虚其虚、实其实之诫。

八、转归与预后

抽搐大多发病急，变化快，病因不同，预后大有区别，如破伤风反复抽搐，难于控制，年老体弱者，预后较差。温热之病所致抽搐，若治疗不当，热毒内陷，可转为神昏、厥脱、喘促等危急重症，危及生命。肝阳上亢抽搐者，合理治疗预后较好，若失治误治，可并发中风危症，预后极差。

抽搐见“口张目瞪，昏昧无知”“手足瘛疭、汗出如油如珠”“角弓反张、离席一掌”，均为预后不良之征。

第五节　喘促

一、定义

喘促系热毒内陷，久病气竭或外伤气脱等所致，以气息喘促，张口抬肩，昏厥痰壅，唇面青紫等为特征的临床危急重症。病变早期可见呼吸急促深快、呼吸困难、鼻翼翕动、张口抬肩、摇身撷肚、端坐难卧，进一步发展可见面青唇紫、汗多、心慌、烦躁不安、神情萎靡，昏昧、惊厥，甚至喘脱而危及生命。由热毒内陷及外伤气脱而发者，发病急骤，病势凶险；由久病气竭而发者，证候复杂多变，较为难治。

二、历史沿革

对喘促的认识可上溯至先秦时代，如《灵枢·五阅五使》篇说：“故肺病者，喘息鼻张。”《灵枢·本藏》篇说：“肺高则上气肩息。”《灵枢·胀论》篇则说：“肺胀者，虚满而喘咳。”《素问·痹论篇》中有“心痹者，脉不通……暴上气而喘”的论述；可见《内经》已指出喘促所致呼吸困难的症状，即咳、喘、胸部膨满。而汉代的张仲景在《金匮要略·肺痿肺痈咳嗽上气病》篇则云：“咳而上气，此为肺胀，其人喘，目如脱状，脉浮大者，越婢加半夏汤主之。”对喘促伴有上气、烦躁、目如脱状及脉象浮或浮大作了描述。隋朝巢元方《诸病源候论·咳逆短气候》叙述其发病机制，“肺主于气，邪乘于肺则肺胀，胀则肺管不利，不利则气道涩，故气上喘逆，鸣息不通，诊其肺脉滑甚，为息奔上气”，指出肺本虚是其主要病因。明代王肯堂在《证治准绳·杂病》中指出：“喘者，促促气急，喝喝息数，张口抬肩，摇身撷肚。”形象地描述了喘促危急症状。唐容川在《血证论》中明确提出：“盖人身气道，不可阻滞……内有瘀血，气道滞塞，不得升降而喘”，“瘀血乘肺，咳逆喘促。”对瘀血致喘进行了论述，为后世活血治喘提供了依据。

三、范围

喘促是许多严重疾病并发的危急重症，凡西医学心脏、肺脏、肾脏、肝脏、胸壁与胸膜疾病、神经肌肉系统疾病等所致的呼吸衰竭、急性呼吸窘迫综合征以及部分充血性心力衰竭等疾病，只要符合本病的临床特征者，均可参照本篇辨证论治。一般的咳嗽、哮喘所表现的喘促，不属本篇讨论的范围。

四、病因病机

本篇所述急症之喘促，其发病急骤者，常因温病热毒，或痈疽之热毒内窜，逆传心包，阻遏于肺而发；亦可因突然外伤，或产褥之中，气血受损，血败冲心，上搏于肺而成；还可由于亡血亡阴之后，气阴亏竭欲脱而起。病发缓慢之喘促，常由痰、水、火邪之壅盛犯肺而生，常见有痰湿壅肺，火热搏结痹阻于肺，水气凌心而遏于肺，或气阴两竭导致肺气欲绝。

1.邪热壅肺

多由温病热盛内攻，阻遏于肺，肺气郁闭，气壅而出，发而为喘，呼吸多频急而促；邪热传入心营，扰乱神明，可见神昏谵语，烦躁不安。

2.腑结肺痹

多由邪热传入阳明，与肠中燥屎相搏结，则腑气不通，浊气不得下泄而上迫于肺，肺气上逆而喘。

3.外伤气脱

多为胸部撞击伤、挤压伤导致肺络瘀塞，肺气不畅，气逆而上，发为喘促。

4.心肾阳虚

多由心阳及肾阳不足，气逆水泛而成；肾阳虚衰，不能化气行水，水饮凌心射肺，肺失宣降，发而为喘；心阳不足，无以行血，血滞为瘀，阻塞于肺，肺失治节，发而为喘，甚者咳粉红色泡沫痰。

5.气阴两竭

各种危重病证，正气衰竭之时可出现本症。多因劳欲过度，精气内夺，或大病之后，久病失于调养，以致气阴耗竭，肺肾衰败，则气失所主，摄纳无权，气逆于上，肺之呼吸功能严重障碍，发为喘促。

总之，喘促为病，多属虚实兼夹之证，其虚主要在肺、在肾、在心；其实则多表现为瘀血、热毒、痰火、水湿壅滞于肺。其喘促之生，多由肺气闭塞或肺气虚衰，气道不利，阻遏于胸，升降出入失司而致。肺失治节，肺气失畅，必致心血运行失常，百脉为之瘀阻，见唇面青紫等血瘀之证。由于肺气之阻遏，血脉之瘀滞，或邪毒外袭，或混浊内生，或风阳内动，或瘀血上冲，蒙蔽清窍，心神耗散，阴阳逆乱，故可出现神昏、惊厥、痰壅等症。

五、诊断与鉴别诊断

（一）诊断

1.发病特点

喘促发病之前多有其他基础疾病，如严重的肺系、心系、肾系、肝系疾病；本病多发于其他疾病终末阶段。

2.临床表现

喘促以气息喘促，张口抬肩，唇面青紫，痰壅咳逆，神昏厥逆等症为临床特征。临床主要表现有呼吸急促，呼吸困难，鼻翼翕动，张口抬肩，摇身撷肚，端坐难卧，甚则面青唇紫，汗多，心慌，烦躁不安，神情萎靡，昏昧，惊厥，甚至喘脱而危及生命。

（二）鉴别诊断

1.重症哮病

哮必兼喘，重症哮病可见明显的喘促，口唇、爪甲青紫，当加以鉴别。哮病多有宿根，反复发作，有季节性，发病时喉中有哮鸣音，胸部X线检查和血气分析有助于鉴别。

2.气胸

创伤性气胸、自发性气胸或继发性气胸，均可突然呼吸急促，状如喘促，但多有病史提示，如胸部锐器伤，或慢性肺病史，经X线诊断及人工气胸测压，有助于鉴别。

3.短气

短气的特点是呼吸急促而能接续，虽似喘而不抬肩，亦无痰声，以此为辨。

六、辨证要点

1.辨邪正虚实

喘促一症，其病证虽以虚实夹杂为多见，但有偏实与偏虚的不同，临证时需辨别清楚。从病因病机而言，外邪致喘，热毒内攻，邪气壅盛者，偏于实证为主；由脏腑虚衰致喘者多属虚；阳气衰微，饮邪上逆而喘者，多为虚实兼夹。从证候表现看，实者呼吸深长有余，声高气粗，胸满，以呼出为快，脉数滑有力；虚者呼吸短促难续，或呼吸时停时续，声低气怯，以深吸气为快，脉微弱或浮大中空。

2.分病性寒热

若素体阴精不足，阴虚内热者，感受温热邪毒，其证属热。然亦有外寒内热，或饮郁化热等寒热错杂之证，宜四诊合参，细心辨之。属寒者，其痰清稀，或痰白有沫，面色青灰，口不渴或渴喜热饮，静卧少言，舌质淡苔白滑，脉浮紧或弦迟；属热者，有痰黏稠，色黄或黄白相间，咳吐不利，面色赤，口渴引饮，烦躁不安，便秘，舌红苔黄腻或黄燥，脉滑数。

3.识病情危急

喘促发病急，因热毒内攻，痰饮壅盛，宿疾逆变所致者，邪盛正衰，正气不支，病情进展快，每致昏迷、厥脱等变证。由脏腑虚衰，久病气竭所致，肺肾欲绝，为濒临死亡的征兆。因此，本病病死率高，病情发展迅速，宜采用中西医结合方法积极救治。

七、急救处理

（一）处理原则

1.定治则

由于喘促之发病及脉证，均与一般咳嗽、哮喘有别，因此必须根据其临床证候的不同，选用下列不同的治则。

（1）清热解毒：对邪热壅肺，腑结肺闭之喘促，治宜清热解毒，力挫其势，使其外泄，喘促方能趋平。

（2）祛痰平喘：肺气壅塞，常由痰致，治宜祛痰平喘，因祛痰既可平喘，又能通降肺气。

（3）逐瘀固脱：外伤气脱之喘促，乃系瘀血内滞，闭阻肺气而发，治宜逐瘀固脱，喘促方可得缓。

（4）温阳行水：对心肾阳虚，水泛于肺之喘促，治宜温阳行水，水去则喘促可平。

（5）补益肺肾：对气阴两竭之喘促，治宜补益肺肾，方能定喘防脱。

2.明标本

喘促一症，不论起病之缓急，证之属虚属实，以及外感或内伤，其喘促均为标急之候。故治喘促，既可先治其标，以缓其急；亦可先治其本，去其致喘之因而缓其急。孰先孰后，当视临床具体病情而定。

（二）急救治疗

1.一般处理

保持呼吸道通畅，吸氧，相关平喘治疗（如氨茶碱静脉滴注）等可参照西医学有关措施进行。

2.针灸

（1）常用针刺穴位：人中、内关、十宣、涌泉、会阴、足三里、肺俞、合谷等，每次选用 1~3 个穴位，手法用强刺激泻法，留针半小时或不留针。

（2）艾灸法：出现阴阳离绝之脱证，可用艾灸百会、涌泉、足三里、肺俞。

（3）电针疗法：选用素髎、天突、内关。

3.喘促针剂

（1）参麦注射液或生脉注射液：每次 60~100 mL 加入 250 mL0.9%氯化钠注射液静脉滴注，每日 1 次，适用于各种危急重的喘促。

（2）丹参注射液：每次 20 mL，加入 10%葡萄糖注射液 100~150 mL 静脉滴注，每日 1~2 次，适用于瘀血喘促之证。

（3）蟾力苏注射液：每次 1 mL，溶于等渗葡萄糖注射液 20~40 mL，缓慢注射，每日 1~2 次，适用于喘促欲脱之证。

（4）醒脑静注射液：每次 2~4 mL，每日 2 次，肌内注射；或 20 mL，加入 250 mL 0.9%氯化钠注射液静脉滴注，每日 1 次，适用于肺性脑病，热盛神昏患者。

（5）清开灵注射液：成人每次 2~4 mL，儿童每次 1~2 mL，每日 2 次，肌内注射；或静脉滴注，适用于邪热壅肺证。

（6）参附注射液：每次 20~100 mL，用 5%~10%葡萄糖注射液 250~500 mL 稀释后静脉滴注，适用于阳气虚衰之喘促。

（7）灯盏细辛注射液：20 mg，用 5%葡萄糖注射液 250 mL 稀释后静脉滴注，每日 1 次，对肺心病急性加重期患者具有降低血液黏滞度，纠正心力衰竭和呼吸衰竭的作用。

4.中成药

（1）六神丸：每次 10 粒，每日 3~4 次，重症每小时 1 次；适用于喘促欲脱之证。

（2）蟾酥粉：每次 10 mg，每日 3~6 次，适用于喘促欲脱之证。

（3）黑锡丹合生脉合剂：黑锡丹（丸剂）6~9 g，每日 3~4 次；生脉合剂（浓煎之合剂）每次 20~30 mL，每日 3~4 次。适用于上盛下虚之喘促。

（4）独参汤：为人参之浓煎剂，酌量频服（红参粉亦可）。适用于喘促欲脱之证。

（三）辨证论治

1.邪热壅肺

主症：喘促气急，鼻翼翕动，高热汗出，口渴烦躁或伴有咳嗽，咳黄稠痰。舌质红，苔黄腻而干，或苔黄而少津，脉数或洪数。

治法：清热解毒，化痰降逆。

方药：清热泻肺汤加减。方中金银花、滑石、连翘、石膏、大青叶清解肺热，杏仁、苏子、郁金降逆平喘，葶苈子、芦根、瓜蒌、贝母清泻痰热。

对邪热壅肺，热邪较盛者，可静脉滴注清开灵注射液。对肺性脑病，热盛神昏患者，可服用安宫牛黄丸、至宝丹、紫雪丹以开窍醒神；亦可用醒脑静注射液静脉滴注。

2.腑结肺闭

主症：暴喘气促，气高息短，潮热，手足汗出，大便燥结难行，腹满胀硬，甚至烦躁谵语。舌苔焦黄起芒刺或焦黑燥裂，脉沉实有力。

治法：通腑祛结，泄热救肺。

方药：泄热救肺汤加减。方中大黄、芒硝、枳实、厚朴通腑泄热，葶苈子、瓜蒌泻肺化痰，杏仁、知母、石膏、连翘、金银花清解肺热。

对腑结肺闭，进食困难者，可用大黄 15~20 g，或大承气汤水煎 200 mL，保留灌肠。对热盛神昏者，可服用安宫牛黄丸、至宝丹、紫雪丹；或静脉滴注清开灵注射液、醒脑静注射液。

3.外伤气脱

主症：外伤后突发喘促，张口抬肩，口唇青紫或吐暗红色泡沫，伴胸闷胸痛。舌质紫暗，脉细涩。

治法：通腑逐瘀，益气救肺。

方药：桃仁承气汤合生脉散加减。桃仁承气汤破血下瘀，驱除瘀血。生脉散益气生津。两方合用共奏通腑逐瘀，益气救肺而平喘之效。

对瘀血阻滞者，可用丹参注射液、红花注射液等活血化瘀中药针剂滴注。喘促欲脱者，可服六神丸、蟾酥粉、独参汤。

4.心肾阳虚

主症：突发喘促，全身发绀，烦躁不安，惊厥抽搐，冷汗淋漓，淡漠不语，嗜睡，昏迷直至死亡。舌质青紫挛缩，脉微细数或欲绝。

治法：温通心肾，行气泻肺。

方药：附桂行水汤加减。药用人参、黄芪益气固本，附子、桂枝温通心肾，川芎、鸡血藤活血行气，白茅根、茯苓、猪苓、泽泻、葶苈子、桑白皮泻肺利水。

急用静脉滴注参附注射液以回阳救逆。

5.气阴两竭

主症：喘促日久，呼多吸少，动则喘息更甚，形瘦神惫，气不得续，汗出，肢冷面青。舌淡，脉沉细。

治法：益气救阴，定喘防脱。

方药：生脉散加减。药用人参、麦门冬、五味子益气生津，龙骨、牡蛎、磁石重镇平喘。急用静脉滴注参麦注射液或生脉注射液。

（四）其他治法

（1）宣肺祛瘀汤（治急性呼吸窘迫综合征有瘀象方）：杏仁、桂枝、葶苈子、赤芍、桑白皮、丹参、当归、郁金等。

（2）加味承气汤（治腑实急性呼吸窘迫综合征方）：大黄、芒硝、厚朴、枳实、甘草、白芍、黄芩、葶苈子、桑白皮等。若邪闭心包，用安宫牛黄丸加大黄末；阳明热甚加服白虎汤。

（3）重剂银翘白虎汤（治暑温呼吸衰竭方）：金银花、连翘、知母、石膏、甘草、犀角、钩藤、生地、葶苈子、桑皮、石菖蒲、黄芩、郁金等。

（4）涤痰开窍汤（治肺性疾病呼吸衰竭方）：胆南星、半夏、茯苓、陈皮、枳实、竹茹、石菖蒲、郁金、丹参、赤芍、金银花、连翘、黄芩等。

（5）温阳利水活血方（治慢性肺心病喘促方）：附子、桂枝、茯苓、白术、猪苓、扁豆、山药、大腹皮、生姜皮、丹参、赤芍等。

（6）复方五加皮汤（治慢性充血性心衰之喘促方）：北五加皮、党参、太子参、茯苓、泽泻、车前子、猪苓等。纳呆恶心，加白术、莱菔子、陈皮、山楂；胸胁胀满加瓜蒌、薤白、郁金；有瘀血见证者，加赤芍、桃仁、红花、丹参。

八、转归与预后

喘促的证候之间存在着一定的联系，表现在病情的虚实寒热转化。实喘可转为虚喘，虚喘可因感邪而呈虚实夹杂之候；饮邪上犯，可因水气不化，更损心阳，引起心肾阳衰，元阳欲脱证。

喘促一症，病情险恶，病死率极高，本症的预后，往往与引起喘促的原发病及其病情轻重有关。一般来说，既往身体较为健康，无心肺慢性疾病，病程短者，若得到及时有效的治疗，气急渐而转平，大多数可获痊愈。若慢性宿疾急性加重，脏腑功能虚衰，或久病气竭的基础上，发生喘促，如不能尽快控制病势，可因邪气壅盛，正气不支，出现气不接续，手足逆冷，头汗如珠如油，面赤烦躁，脉微欲绝，或脉浮大无根者，为阴阳离决之候，预后不良。

第四章　儿科诊断概要

第一节　望诊

望诊是医生运用视觉观察病儿的全身和局部情况，从而获得与疾病有关资料的一种诊断方法。在儿科四诊中，闻诊、问诊、切诊均易受干扰，且应用受到一定的限制，历来对望诊最为重视。《幼科铁镜·望形色审苗窍从外知内》云："望、闻、问、切，固医家之不可少一也，在大方脉则然，而小儿科，则惟以望诊为主。"历代小儿望诊包括望神色、望形态、审苗窍、辨斑疹、察二便、看指纹等。可将望神色、望形态等诊查全身的大体情况归纳为整体望诊；将审苗窍、辨斑疹、察二便、看指纹等诊察局部情况等归纳为分部望诊；另外，现代还有借助各种仪器设备进行的微观望诊。临床望诊应注意排除一切干扰，在光线充足的地方进行，尽量使小儿安静，诊查要既全面又有重点，细心而又敏捷，以提高诊查的效果。

一、望神色

望神色包括望神和望色。望神，即望精神、意识、体态、面目等，尤以察目为要；望色，包括望部位、颜色、光泽，以望面部气色为主，兼望肌肤、目睛、毛发、爪甲等。

1.望神

神，指精神、意识、神志。神生于精，神与形又密切相连，形健则神旺，形羸则神衰，故有"形与神俱"之说。神是脏腑气血精液阴阳是否充足、和调的外在表现之一，《医原·儿科论》云："凡神充色泽，禀赋必厚，易养而少病，神怯神瞪，面色惨淡枯瘁，唇红不泽，禀赋必薄，难养而多病。"

望神需辨得神与失神，凡小儿精神饱满活泼，目睛清亮灵动，面色红润光泽，呼吸平顺调匀，反应灵敏，动作灵活自如，活动睡眠正常，语声啼哭清亮，是为得神，表明气血调和，神气尚充，脏腑功能未衰，无病或病轻。凡小儿精神萎靡不振，目睛不活，面色晦暗，呼吸低弱，气促不均，反应迟钝，动作迟缓或不由自主，表情淡漠，哭笑反常，寡言声轻含糊或惊啼谵语，是为失神，表明正气不足，气血不和，脏腑功能衰败，病重或病危，预后较差。值得注意的是，疳病后期患儿，多睡少动，不哭不叫，声低气弱，反应迟缓，易被误认为听话、不闹，实则已临阴竭阳绝，或重病久病形羸神衰之后，突然精神转佳，面颊如妆，思食索食，喋喋絮语，被误认为病情好转，实则为回光返照，阴阳即将离决，均应结合病史病程、全身证候，综合分析，及早判断。神是病情轻重的综合反映，似无形而有形，需在长期临床实践中注意总结，比较揣摩，积累经验，才能望而知之，心中有数。

2.望色

望色以面部望诊最为重要，兼望肌肤、目睛、毛发、爪甲等。观察方法为五色主病和五部配五脏。五色指红、青、黄、白、黑。《小儿卫生总微论方•诸般色泽纹证论》云："色青为风，色赤为热，色黄为食，色白为气，色黑为寒。"并须察色之荣枯，"滋荣，其色生……枯夭，其色死。"五部配五脏，最早见于钱乙《小儿药证直诀•面上证》，书中记载："左腮为肝，右腮为肺，额上为心，鼻为脾，颏为肾。"临床望色，当部位、颜色、光泽综合分析，其中又以五色变化最具临床意义。

色有常色、病色之分。中国小儿的常色为色微黄，透红润，显光泽；新生儿则全身皮肤嫩红，此为气血调和的表现。小儿患病之后，色泽变化较成人更为敏感。

面部五色诊病辨证，一般符合以下规律：

面呈红色，多主热证，又有虚实之分，是血液充盈面部皮肤络脉所致。面红目赤，恶寒发热，咽痛脉浮，为外感风热；面红目赤，兼高热烦渴，汗出便秘等，为里热实证；潮热颧红，低热起伏，多为阴虚内热；若病重见二颧艳红，面皖肢厥，冷汗淋漓，为虚阳上越之戴阳证。小儿因衣被过暖、活动过度、日晒火烤、啼哭不宁而面红，不属病态。

面呈白色，多主寒证、虚证，是气血不荣，络脉空虚所致。外感初起，面白无汗，是风寒外束；阵阵发白，啼哭不宁，常为中寒腹痛；若于急性热病中突然苍白，肢冷汗出，为阳气暴脱证；面白乏华，唇色淡白，爪甲苍白，形体消瘦，多为营血亏虚；面白浮肿，为阳虚水泛；面色皖白，多滑泻吐利。小儿久居室内，少见阳光，皮肤白皙，不属病态。

面呈黄色，多为体虚或有湿，常因脾虚失运，水谷、水湿不化所致。面黄肌瘦，为脾虚失运，气血不荣；面黄浮肿，是脾虚湿滞；面色枯黄，是气血枯竭；若兼腹膨烦躁，为脾胃功能失调之疳证；面黄无华，并伴有白斑，兼有绕脐腹痛反复发作，为肠寄生虫病；黄疸属湿，黄而鲜明如橘色是湿热，黄而晦暗如烟熏是寒湿。因过食胡萝卜、南瓜、西红柿等食物或阿的平等药物而面部发黄，则只能认作该种食物或药物所伤。

新生儿生后 3~7 天发生黄疸，称为胎黄，如黄疸在 10 天左右自行消退，精神好，为生理性黄疸。若黄疸出现早（生后 24 小时内），消退晚（足月儿 15 天后，早产儿 30 天后）或日益加深，并兼有其他症状，则属病理性黄疸。

面呈青色，主寒、主痛、主瘀、主惊，因气血不畅，经脉阻滞所致。面色青灰晦暗为阳气虚，乍青乍白为里寒甚；面色青白并见，愁眉苦脸，啼哭不宁，为里寒腹痛；面青唇紫，呼吸急促，为肺气闭塞或心阳不振，气血瘀滞；面青而晦暗，尤以眉间、鼻梁周围、唇周为甚，且爪甲青紫，为惊风先兆，伴神昏、抽搐、呼吸困难，为惊风已作。凡小儿面色出现青，多病情严重，应予重视。

面呈黑色，主寒证、水饮证、瘀血证。停饮，常因阳气虚衰，水湿不化，气血凝滞所致。小儿面色青黑，手足厥冷，多为阴寒内盛；面色青黑惨暗，则为肾气衰绝，不论新病久病，均属重症；面唇黧黑，多是心阳久衰；唇指紫黑，多是心阳虚衰，血脉瘀滞；面黑浅淡虚浮，为肾阳亏虚，水饮内停。如小儿肤色红黑润泽，体强无病，是先天肾气充足之象。

二、望形态

望形态指观察病儿的形态和动态，即从病儿的形体强弱、肥瘦和活动的状态来推测疾病的变化。

1.望形

形，指形体、外形。形体包括头囟、躯体、四肢、肌肤、筋骨、毛发、指（趾）甲，检查时应按顺序观察。人是有机的整体，内有五脏六腑，外合筋骨皮毛，所谓肺合皮毛、脾合肌肉、心合血脉、肝合筋、肾合骨，就是对这种内外相应关系的概括。所以在临床上可以根据小儿外形和体质的强弱，来推测内脏功能的盛衰。小儿形体，与生理、病理，先天、后天都有密切的关系。脾主肌肉，肾主生长，显然小儿的高矮、胖瘦，与脾、肾关系最为密切。

凡小儿身高正常，胖瘦适中，身材匀称，筋骨强健，肌丰肤嫩，毛发黑泽，姿态活泼，为先天禀赋充足，发育营养良好的健康外形。反之形体矮小，肌瘦形瘠，筋骨软弱，皮肤干燥，毛发稀细萎黄，囟门逾期不合，姿态呆滞，为先天禀赋不足，后天调养失宜之发育营养不良之病态。头方发少，囟门迟闭，见于五迟；头大颌缩，前囟宽大，颅缝开解，眼珠下垂，颈不能举，为肾虚解颅；肌肤松弛，肌肉不实，是为脾胃气虚；肌肤干瘦，肤色苍黄，为气血两虚；腹部膨大，肢体瘦弱，发稀青筋显现，多属疳证；面浮肢肿，按之凹陷，是为水湿潴留；形体肥胖，躯脂满盈，是为痰湿郁滞。发为血之余，若毛发枯黄，或发竖稀疏，或容易脱落，均为气血亏虚之象。指甲菲薄，苍白质脆，为营血亏虚之象。指甲色紫或指头呈杵状，是为心阳不足，气血瘀滞。

2.望态

态，指动静姿态。动静姿态反映人体脏腑阴阳总体的平衡协调状态。临床上根据小儿所表现的不同姿态，可初步推断出疾病的内在变化。阳主动，阴主静，阴阳燮理，则动静相宜，动则灵活自如，静则安坐舒适。多动少静为阴亏阳盛，多静少动为阴盛阳虚。

如小儿卧位自能转侧，面常向外，大多是阳证、热证、实证。如难于转侧，面常向里，精神萎靡，则以阴证、寒证、虚证为多。睡时仰面伸足，常揭去衣被，多属热证。倦卧缩足，睡喜覆被，多属寒证。小儿喜伏卧，多为乳食内积或心经积热；喜倦卧，多为腹痛；喜侧卧，多为胸胁疼痛；若仰卧少动，二目无神，多为久病、重病体质已虚。小儿高热，如见眼睑、口唇或指（趾）甲端经常颤动，则为惊风先兆；颈项强直，手指开合，四肢拘急抽搐，角弓反张，乃属惊风；若翻滚不安，呼叫哭吵，二手捧腹，多为腹痛所致；端坐喘促，痰鸣吼哮，多为哮喘；坐不能卧，卧则喘息难平，为水气凌心犯肺的心阳虚衰证；

咳逆鼻扇，胸胁凹陷，呼吸急促，为肺炎喘嗽之肺闭重症；一侧上肢或下肢，或双侧肢体肌肉痿软无力，不能握物及行走，甚至肌肉萎缩，为痿证。指（趾）或肘、膝关节肿胀，活动受限，手足拘挛，多见于痹证。

各年龄组小儿具有不同的生理动态能力，如竖颈、爬行、站立、行走、跳跃、爬梯、取物等动作能力均需到相应月龄、年龄才能具备，因此，临床需结合各年龄段情况综合分析。

三、审苗窍

苗窍是指舌为心之苗，肝开窍于目，肺开窍于鼻，脾开窍于口，肾开窍于耳及前后二阴。苗窍与脏腑关系密切，脏腑一旦有病，每能反映于苗窍，故审察苗窍也是诊断中的重要环节。正如《幼科铁镜》所说：“凡小儿病有百端，逃不去五脏六腑气血，病虽多怪，怪不去虚实寒热风痰，病纵难知，瞒不过颜色苗窍。”又说：“小儿病于内，必形于外，外内之著也，望形审窍，自知其病……五脏不可望，惟望五脏之苗与窍。”

1.察舌

察舌是望诊的重要内容。舌通过经络与脏腑广泛相连，依靠脏腑的精气上营而灵活，多种脏腑的病变可以从舌象上反映出来，故有“辨舌质可辨五脏之虚实，视舌苔可察六淫之浅深”之说，临床望舌，主要观察舌体、舌质和舌苔三个方面的变化。正常小儿舌象应该舌体柔软，活动自如，舌质淡红，舌苔薄白质润。一旦患病，舌质和舌苔就会发生相应变化。

（1）舌体：舌体嫩胖，舌边齿痕显著，多为脾肾阳虚；舌体突然肿大，色泽青紫而暗，可见于中毒；舌体肿大，舌色深红，多为心脾积热；舌体胖淡，伴有裂纹，多为气血两虚，阴伤液耗；舌体强硬，多为痰浊阻滞；急性热病中出现舌体短缩，多为热盛风动，伴舌干绛，则为热病伤津，筋脉失养而挛缩，也有因厥阴寒极而致舌体缩短者。

（2）舌质：正常舌质淡红明润，表明脏腑气血功能正常，即使有病变也较轻浅。舌质淡白不荣，多因气血不足，主虚主寒。舌色鲜红主热证、实热证。舌老红，多见于急性热病。舌红干为热伤阴津。舌尖红为上焦温病或心火上炎，舌边红为肝胆有热。虚热证，舌嫩红，伴质干为阴虚内热。舌质红绛主热入营血、瘀热互结，红绛质干为热灼阴津，舌色深绛为血瘀夹热。舌质紫暗为气滞血瘀。舌起粗大红刺，状如杨梅，常为烂喉痧热入营血之表现。

（3）舌苔：正常舌苔由胃气所生。新生儿亦多见薄白苔，少数舌红无苔，常于48小时内转为淡红舌，长出白苔。新生儿舌苔情况可作为观察其胃气生发的指标之一。舌苔望诊，要注意苔色、苔质。苔色多与病邪性质有关，苔质则与病情的轻重、病势的进退、津液的变化以及邪正的消长等有密切的关系。薄苔表示正常或表邪初见，病情轻浅，如外感初起。厚苔表示里邪已深，病情较重，如食积痰湿。苔质滋润为有津；苔质滑润为湿滞；苔质干燥为津伤；苔质腐垢为胃浊；苔质黏腻为痰湿。舌苔色白多主正常或表、寒、湿。薄白为外感风寒或风热初起，白腻主寒湿内蕴，苔白如积粉，多见于外感秽浊，热毒炽盛的瘟疫病。黄苔主热证、里证。薄黄为风热在表、风寒化热或热邪传里；黄腻主脾胃湿热或痰热蕴肺；苔淡黄而滑润，舌质淡而胖嫩，多因阳虚水湿内停所致；舌苔老黄，主燥主热甚则耗伤气阴；舌苔灰黑，舌面干燥，舌质红绛，为热炽津伤；舌苔灰黑，舌面润滑，舌质淡白，为寒邪内盛，痰湿内停；苔面干燥，望之枯涸，扪之无津，为燥苔，甚则粗糙有刺之感为糙苔，主津液不足，前较轻，后较重；舌苔花剥如地图主脾胃病，脾胃气虚兼舌质淡、胖嫩、有津，脾胃阴虚兼舌质红、苔少、少津，也有因体质因素而产生。舌面无苔，光亮如镜，为镜面舌，多为阴津枯竭或胃气将竭之久病、重病；舌上有苔表示正气尚盛，邪虽未去，胃气尚未大伤；无苔，表示正气不足，抗病能力低下，胃气已伤，多主阴虚。

观察舌象时应注意动态变化。舌质由淡红转绛，是热证由浅入深，舌苔由白转黄转灰，是热证由轻转重。舌苔从无到有，说明胃气逐渐恢复；舌苔由薄转厚，说明食积湿滞加重；舌苔由厚转薄，说明食积湿滞渐化。

在观察小儿舌象时，应注意排除假象。小儿伸舌的姿势可影响舌色，如舌尖上翘，可造成舌尖和舌边发红，伸舌不完全亦影响观察效果。注意染苔，如吃乌梅、山楂片、橄榄、铁剂可使舌苔染黄，服未包之黛蛤散可使舌苔染青，喝牛奶、豆浆等可使舌苔染白。染苔色泽比较鲜艳而浮浅，与病苔不同，有疑问时，注意询问即可明了。

2.察目

目为肝之窍，五脏六腑之精气皆上注于目，所以，通过察目可了解内脏的病变，尤其是肝脏的疾病和神气的有无。察目包括观察眼神、眼球、眼睑、巩膜和结膜等情况。小儿黑睛等圆，目睛灵活，目光有神，眼睑张合自如，是为肝肾精血充沛之征；反之目无光彩，或闭目无神，则为病变。眼睑浮肿，是风水相搏；眼睑开合无力，是元气虚惫；寐时睑开不闭，是脾虚之露睛；寤时睑不能闭，是肾虚之睑废。眼睑结膜苍白，为血虚之象；眼睑赤烂，为湿热郁蒸；目赤肿痛，或眼睑红肿，为风热上攻；巩膜色黄，是湿热熏蒸之黄疸；目红多眵畏光，为麻疹之兆；眼结膜干燥，为肝血不足之肝疳；目眶凹陷，啼哭无泪，多见于泄泻气虚液脱，阴津大伤；若见瞳孔缩小或不等，或散大，对光反射消失，表明正气衰亡，病情危重；二目呆滞，转动迟钝，是肾精不足；二目直视、斜视，或二目上窜，瞪目不活，是肝风内动，惊痫之兆。

3.察鼻

鼻为肺之窍，是呼吸道之门户，肺气通于鼻，同时胃经亦起于鼻旁，夹鼻上行，所以鼻的病变与肺、胃密切相关。望鼻，主要是观察鼻内分泌物和鼻的外形。鼻塞流清涕，为外感风邪；鼻流浊涕，为外感风热，或感冒经久向愈之征；长期鼻流浊涕，气味腥臭，为肺经郁热；鼻衄，为肺经郁热，血热妄行；鼻内生疮糜烂，多为肺火上炎；鼻孔干燥，为肺热伤阴或外感燥热之邪；鼻翼翕动，为肺气郁闭；麻疹患儿在鼻尖出现疹点为麻疹顺证表现；乳儿鼻塞不通，无其他症状，常为鼻腔分泌物或异物阻塞。

鼻根二目之间，名曰山根，常有青筋隐现。山根脉纹形色对疾病诊断有一定参考价值。一般认为色青多见于惊风、腹痛、痫证等属肝病的证候；色红多见于感冒、肺炎、哮喘等属肺病的证候；色黄多见于积滞、呕吐、疳病等属脾胃病的证候。另外，从形态看，横形多见于脾胃病证；竖形多见于肺系病证；斜形无临床意义。其实用价值及判断标准尚待进一步研究。

4.察口

察口包括观察口唇、口腔、齿龈、咽喉。舌象已有专论。

（1）口唇：为脾之外荣。望唇包括观察口唇的颜色、润燥和外形的变化。通过观察这些变化可了解内脏和气血的病变。正常小儿口唇色泽红润，开合自然协调。口唇色红为热。唇红质干为热盛伤津；唇色鲜红为阴虚火旺；唇色红紫为瘀热互结；唇色淡红为虚为寒，淡白不润为阴血亏虚；唇色淡青为风寒束表；环口发青为惊风先兆；面颊潮红，唯口唇周围苍白，是丹痧疫毒的特征表现之一。口唇震颤，为恶寒重症；口唇抽掣，是肝风内动；口唇紧撮，为风毒中络；口唇糜烂，为脾胃积热；唇肿不红，为风邪侵袭；口唇红肿，为心脾火盛。口开不闭为张，主虚；口闭难开为噤，主实。

（2）口腔：指口内黏膜。黏膜色淡主虚、寒，色红主实、热。口腔破溃糜烂，为心脾积热或虚火上炎；口腔疱疹红赤，为外感邪毒；满口白屑，状如雪花，为鹅口疮毒；两颊黏膜见灰白色小点，周围红晕，为麻疹黏膜斑；上下臼齿间腮腺管口红肿如粟粒，按摩腮部无脓水流出为痄腮，有脓水流出为发颐。口腔内黏膜干，涎液少，为阴虚津伤；涎液多，溢口角，为脾虚湿热。

（3）齿、龈：齿为骨之余，龈为胃之络，所以齿、龈与肾胃有关。望齿、龈包括齿的颜色、润燥、形态，以及齿龈的色泽变化，由此，可了解肾和胃的病变。牙齿萌出延迟，为肾气不足；齿龈干燥不泽，为阴液耗伤；齿黄垢臭，为胃浊熏蒸；牙龈红肿疼痛，或兼出血，为胃火上炎；牙龈淡白，为气血亏虚；牙龈萎缩，为胃阴不足或阴虚内热；牙龈溃烂，牙齿脱出，多为热病后余毒未消，复感外邪，积毒上攻之牙疳。小婴儿牙龈上出现碎米大小黄白色硬结，为马牙，不属病态。

（4）咽喉：为肺胃之门户，心、肝、脾、胃、肾等诸经均循络于咽喉，所以许多脏腑的病变可以从咽喉部反映出来。小儿诊病，咽喉为必须检查的部位，望咽喉，要注意其颜色和形态的变化。正常小儿的咽喉淡红而光润，不肿不痛。外感时咽红为风热，色淡为风寒。咽部疱疹红赤，为外感邪毒；咽部滤泡增生，为瘀热壅结；乳蛾红肿，是肺胃热结；乳蛾溢脓，是热壅肉腐；乳蛾大而不红，称为肥大，多为阴伤瘀热未尽或肺脾气虚不敛。

咽喉部有灰色假膜，拭之不去，重擦出血，多为白喉；咽红而干，是肺热阴伤。

5.察耳

肾开窍于耳。小儿耳壳丰厚，耳舟清晰，色泽红润，是先天肾气充沛之征。反之耳壳薄软，耳舟不清，则为肾气不足或体质较差。先天肾气不足的胎怯患儿，如早产儿，耳壳既软且紧贴二颞，耳舟不清。耳壳肿胀灼热，见于热毒壅结耳部；耳壳湿疮浸淫，由于胆脾湿热上蒸；耳内流出脓液，因风热犯咽传耳或肝胆火盛上炎；若见耳背络脉隐现，耳尖发凉，兼身热面赤，眼泪汪汪而畏光，多为麻疹先兆；以耳垂为中心的弥漫肿胀，则为痄腮的表现。耳色红主心肺积热，色青紫主邪热夹瘀，色淡白主气血亏虚，色黄滞主湿阻中焦。

6.察二阴

前阴是指外生殖器和尿道口，为肾所主，络属肝经。后阴指肛门。阴囊紧缩不弛，为外感风寒或肾气不足；阴囊弛而不张，为气虚体弱或外感热病。阴囊睾丸肿大不红，照之透光，为鞘膜积液之水疝；阴囊肿物时大时小，上推可消，为小肠下坠之狐疝。阴囊通体肿大光亮，常见于阳虚阴水；阴囊肿痛黄水流溢，常见于湿热下注。女孩前阴红肿潮湿，亦属湿热下注；前阴发育过早，是为阴虚火旺之早熟。肛门周围皮肤黏膜色红为热，色淡白为虚。肛周淡白而干为气虚津液不足；灼热燥裼为阳明里热伤津；糜烂潮红为大肠湿热下注；红肿疼痛为热毒壅结酿脓。肛口弛而不张为元气不足；直肠脱出肛外为中气下陷。肛口有裂隙，触之渗血，为便秘热结所致之肛裂；肛旁瘘口，按之溢脓，为肛周脓肿形成之肛瘘。

四、辨排出物

排出物指苗窍分泌、排泄之物质，包括前阴排出的小便和后阴排出的大便、口腔吐出的痰涎及呕吐物等。

1.辨涎液

涎液是口腔内的分泌物，除婴儿外一般不会自动从口角流出。涎为脾之液。常有涎液流出，渍于颏下，称为滞颐，多因先后天心脾不足，涎液失摄所致。若是原无流涎，近日多涎，伴拒食哭闹，要进一步检查口腔，可能是心脾积热上炎之口疮。

2.辨痰液

痰液与涎液不同，需咳吐方出，来自气道与肺。痰液与肺脾二脏关系最为密切，所谓“脾为生痰之源，肺为贮痰之器”。痰液清稀属寒。清稀夹泡沫是风痰；清稀易咳吐是风寒；痰多色白黏是湿痰；质稀久不愈是脾虚。痰液色黄属热。痰液由白转黄是寒从热化；痰液黄稠是肺热灼津炼液；痰黄量少难咳是肺热伤阴。痰中带血是热伤肺络。痰液黄稠带血丝，频咳胸胁作痛，为肝火灼肺；痰液黄红相兼，量少难咳，为燥火伤肺；痰液脓浊带血，气味腥臭，为肺热肉腐之肺痈；久咳痰中带血，须防阴伤肺热之肺痨。

3.辨呕吐物

呕吐物亦自口而出，但往往先恶心作呕而吐出，来自胃。吐物稠浊有酸臭味为胃热；吐物清稀无臭味为胃寒；吐物腐臭多宿食为食滞。呕吐黄绿色苦水为胆热犯胃；呕吐暗红血水为胃络损伤。呕吐吐出蛔虫，是虫踞肠腑或蛔厥虫瘕的可靠依据。呕吐频频不止，伴腹痛便闭，要防肠腑滞塞不通之肠结（肠梗阻），新生儿患须考虑先天性消化道畸形。

4.辨大便

新生儿生后3~4天内，大便呈黏稠糊状，墨绿色，无臭气，日行2~3次，称胎粪。母乳喂养之小儿大便呈卵黄色，偶带绿色，稍带酸臭气，稠度均匀，日行3次左右。以牛乳、羊乳喂养为主，大便色淡黄，质较干硬，有臭气，日行1~2次。混合喂养婴儿的大便呈黄褐色，质稍软，量较多，臭气重，日行1~2次。小儿饮食过渡到与成人相同时，则大便亦与正常成人相似。

大便性状变稀，次数、数量、容积增加，是为泄泻。大便稀薄如水，色黄夹黏液，气味臭秽，为湿热蕴结肠腑；大便质稀色清，夹泡沫，矢气轻，腹痛重，为风寒湿滞大肠；大便稀薄色淡，夹乳片，气味酸臭，为伤乳积滞泄泻；大便稀薄色黄，夹未消化食物残渣，气味腐臭，为伤食积滞泄泻；大便质稀溏，夹未消化物，色淡不臭，食后易泻，为脾虚湿滞不化；大便清稀，完谷不化，滑泄不止，为脾肾阳虚失煦；大便质稀色青，惊啼肠鸣，为肝脾不和作泻。便泄赤白黏冻，伴里急后重，多为湿热下痢；大便色泽灰白不黄，多系胆道阻滞。便血，血色鲜红为血热，是近血，多来自肛门、直肠；便色褐黑胶黏为血瘀，是远血，多来自胃或小肠。大便干结难解为便秘，多为热证，见于热病常为阳明腑实，见于久病常为津伤内热，也有因饮食、排便习惯不良所致者。

5.辨小便

正常小儿小便色清或淡黄，溲时无不适。小便清澈量多为寒，包括外感寒邪或阳虚内寒；小便色黄量少为热，包括邪热伤津或阴虚内热。尿色深黄，为湿热内蕴；黄褐如浓茶，见于湿热黄疸。色白如米泔，须防湿热下注或脾肾不固之乳糜尿。尿色红赤或镜检红细胞增多为尿血，可由多种病证引起，大体鲜红为血热妄行，淡红为气不摄血，红褐为瘀热内结，暗红为有虚血热。

五、辨斑疹和白痦

斑和疹是小儿常见的一种疾病体征。凡形态不一，或点大成片，不高出皮肤，触之不碍物，压之不褪色，称之为“斑”；凡点小如粟米，高出皮面，触之碍手，压之褪色，称之为“疹”。斑疹多见于疫疠热病，即现代医学所说的小儿传染病，如麻疹、丹痧、水痘、风痧等病，亦可见于内伤杂病，如紫癜等，一般多属热迫血络或气不摄血。前人认为“斑为阳明热毒，疹为太阴风热”，可供辨证参考。

斑有阳斑、阴斑。阳斑即热毒阳证发斑，多见于温病热入营血，其斑大小不一，色泽鲜红或紫红，伴发热等症。阴斑多因内伤或伴有外感而发，色淡红，多为气不摄血；色淡紫，多为阴虚内热，色紫红，多为血热夹瘀。

疹有丘疹、疱疹，以疹内是否有液体而区分。丘疹常见于儿科外感疾病。若热盛出疹，疹点先自耳后、面颊、躯干而后四肢，其疹细小暗红，先稀后密，面部尤多，常为麻疹。若低热出疹，分布稀疏，色泽淡红，出没较快，常为风疹。若发热三四天后热退疹出，疹细稠密，如玫瑰色，常为奶麻。若恶寒壮热，皮肤红晕如锦纹，其上布有稠密红色疹点，舌绛起刺，舌面上见有杨梅状红刺（杨梅舌），常有为丹痧。若斑丘疹大小不一，或如云片，瘙痒难忍，时出时没，多为瘾疹（荨麻疹）。疱疹类疾病常见两种，即水痘与脓疱疮。若丘疹、疱疹、结痂同时存在，疹如粟粒，疱液色清，疱壁相对较厚，头身较多，常为水痘。若疱疹相对较大，疱液混浊，疱壁薄而易破，流出脓水，头部手部较多，常为脓疱疮。

不论斑与疹，只要红润鲜明，疏密均匀，出没有序（先头、颈、胸、腹而延及四肢），透发后全身症状减轻，是邪气有透泄之兆，多属轻证、顺证。反之若疏密不匀，或稠密成片，先后参差或紫赤如鸡冠而全身症状不减，是热毒内盛病重之征；若一见即陷，色黑而紫暗，或根脚紧束而全身症状加重，则为邪盛正衰，正不胜邪，邪毒内陷之逆证、危证。

但临床需注意部分小儿，在呛咳或呕吐之后，常有细小瘀点，状如针尖大小，为体质虚亏，或肌肤娇嫩之故。

白痦是一种白色小疱疹，状如针尖，犹如水疱而晶莹透明，高出皮肤。多见于较长时间发热的患儿，一般见于颈项、胸、背、腋腹部，尤以颈项为多，常随汗而出。白痦以晶亮饱满为顺，枯白无液为逆。如白痦反复出现，表明湿邪一时不易外透。出后身热不减或神志不清，则为正气不足，津液枯竭，湿热不能外达之故，预后较差。

六、察指纹

指纹是指食指桡侧的浅表络脉（桡侧浅静脉）。临床上 3 岁以内的小儿常以观察指纹代替脉诊，用来辨别婴幼儿疾病的病因、性质以及估计疾病的预后等。

指纹分为风关、气关、命关三关。食指近虎口的第一节为风关，第二节为气关，第三节为命关。诊察指纹时，应将小儿抱置于向光处，检查用左手食指、拇指握住小儿食指末端，用右手拇指在小儿食指桡侧，从命关向风关轻轻按推几次，使指纹显露，便于观察指纹的变化。

正常婴幼儿的指纹隐约可见，色泽淡紫，纹形伸直，不超过风关。病理状态下的指纹，以“浮沉分表里，红紫辨寒热，淡滞定虚实，三关测轻重”为辨证纲要。

浮沉分表里：指纹浮现，显露于外，病邪在表；指纹沉伏，深而不显，病邪在里。

红紫辨寒热：纹色鲜红浮露，多为外感风寒；纹色紫红，多邪热郁滞；纹色淡红，多为内有虚寒；纹色青紫，多为瘀热内结；纹色深紫，多为瘀滞络闭之危重症。

淡滞定虚实：指指纹色泽及复盈情况而言。指纹无论何色，凡推之流畅，多主气血亏虚；指纹滞涩不活，推之不畅，多属实邪内滞，如食积、痰湿、瘀热等。

三关定轻重：指纹在风关，病邪初入，病情轻浅；纹达气关，病邪入里，或病情较重；纹进命关，则病情更重；纹达指尖，称透关射甲，则病情危重。

看指纹是古代流传下来的一种辅助诊断方法，起于唐代王超《仙人水镜图诀》，历代儿科医著对其有着丰富的记载。但临床实践表明它与疾病的符合率不及舌诊和脉诊。影响指纹表现的因素很多，有先天性的血管分布、走向差异，也与年龄、体形、皮下脂肪、皮肤颜色、外界温度等因素有关。所以，指纹诊察应结合患儿无病时的指纹状况，以及患病后的其他各种临床表现，全面加以分析辨证，当指纹与证不符时，当然要“舍纹从证”。

第二节 闻诊

闻诊是医生运用听觉诊察病情的方法。小儿患病时发出的各种声音和气味，是一个客观表现，通过辨识，在部分病证的诊断中具有重要价值。古代医家对听声音曾精练地概括为声静属寒、声噪属热、声低属虚、声高属实等，听声音则包括听小儿啼哭、咳嗽、呼吸、语言等，而嗅气味则包括口气、大小便臭气等。临证时应排除周围环境、噪声、外界异味对闻诊的影响。

一、听声音

声音由口鼻发出。不同年龄、性别的人发出的声音不同，辨别各种病理性声音，需与生理性声音相对照，因此，听声音的效果与医生的经验密切相关。

1.啼哭声

《幼科心法》云：“有声有泪声长曰哭，有声无泪声短曰啼。”啼哭是小儿的一种“语言”，既能帮助小儿做呼吸运动，又是身体不适的一种表达方式。正常健康的小儿哭声清亮而长，并有泪液，无其他症状表现。当婴幼儿有各种不适时，也常以啼哭表示。衣着过暖，温度过高或过低，饥饿或过饱，口渴，要睡觉，要抚抱，被针刺，被虫咬，受惊，尿布潮湿，或包扎过紧，均能引起不适而啼哭，当满足了需要，或消除了引起痛苦的因素，哭声也就停止了。饥饿引起的哭声多绵长无力，伸头转动，口作吮乳状，得乳则哭止。哭声急迫，臂若拥抱，可能是要求抚抱；哭声骤起而连续不止，可能是要大小便或被虫咬针刺等引起，要细心检查。小儿哭声异于平常，喂乳或抱后仍哭闹不止，且伴有其他症状或体征，则为病态。

新生儿离母腹，便会发出响亮的啼哭。若初生不啼，便属病态，需紧急抢救。

腹痛引起的啼哭，哭声尖锐，忽缓忽急，时作时止，予以喂乳或抚抱、逗玩均不停止啼哭，甚则弯腰曲背、伸缩纵动而啼；喉头水肿等咽喉急症引起的哭声多嘶哑，呼吸不利；疳积及久病，吮乳进食时哭叫拒食；伴流涎烦躁，多为口疮；哭而骤止，时作惊惕，为惊风先兆；睡中惊啼，或突然惊叫，须臾自睡，多为梦惊；夜卧啼哭，睡卧不安，为夜啼，或为乳食积滞。哭声绵长，抽泣呻吟，为疳病体弱；哭声极低或喑然无声，须防阴竭阳亡。

总之，小儿哭声以洪亮有力为实证，细微弱而无力为虚证，哭声清亮和顺为佳，尖锐或细弱无力为重。

2.咳嗽声

有声无痰为咳，有痰无声为嗽，有痰有声为咳嗽。咳嗽是肺系疾病的主要症状之一，因肺失清宣，肃降失职而产生。闻诊时应注意其声响和有无痰声等变化。一般初咳、轻咳、咳声不扬为肺气失宣，剧咳、连咳、咳兼喘憋为肺失肃降。咳嗽声重，鼻塞流涕，多为外感风邪，涕清多风寒，涕浊为风热；干咳无痰或痰少黏稠，咳声稍嘶，为燥热犯肺伤津；咳声重浊，痰多喉鸣，为痰浊阻肺；咳声重浊，痰稠不利，为肺热痰浊；咳声嘶哑如犬吠，须防喉痹、白喉类疫毒攻喉之症；久咳声哑，为肺阴耗伤；久咳声轻无力，为肺气虚弱；久咳而发作时连咳难止，面红目赤，气急呛咳，涕泪皆出，咳毕回声、作吐，日轻夜重，是为顿咳。

3.语言声

已能讲话的小儿，语言声可作为诊断的参考。语言与唇、齿、舌、咽喉、鼻等相关，与肺关系密切。正常小儿语言声应该清晰，语调抑扬顿挫有度，语声有力。语声洪亮，多言躁动，为阳热有余之实证；语声低弱断续无力，为气虚心怯；呻吟不已，多为身体不适；高声尖叫，阵发惊呼，多为剧痛或惊风；喃喃独语，多为心虚、痰浊；谵妄狂言，声高有力，兼神志不清，为谵语，多属热扰心神或邪陷心包；声音细微，语多重复，时断时续，神志不清，为郑声，多属心气大伤；语言蹇涩，常为痰涎壅塞或温病高热伤津；语声嘶哑，多为咽喉和声带的疾患。

4.呼吸音

肺主气司呼吸。正常小儿呼吸平稳、均匀，声音轻柔。若乳儿呼吸稍促，用口呼吸，多因鼻塞之故。呼吸气粗急促，是肺气膹郁；气粗有力，多为外邪袭肺；气急，喉间哮鸣有声，为痰壅气道；气急鼻扇，为肺气闭郁；呼吸窘迫，面青不咳，须防喉痹或呼吸道异物；呼吸声弱，为肺气虚弱；呼吸微弱，声低不续，间歇如泣，为呼吸衰竭，肺气将绝之兆。

5.呕逆声

呕吐、呃逆、嗳气均属胃气上逆。呕吐声响亮有力，来势急骤，属实证、热证；呕吐声低弱无力，来势徐缓，属虚证、寒证。呃逆频作而短，声响有力，多为实热证；呃逆低沉而长，气弱无力，多为虚寒证。嗳气为气自胃中上冲喉间而发声，有宿食不化、寒气犯胃、肝胃不和多种证候，须结合他症辨证。喷嚏为肺气上冲于鼻而发出，喷嚏连作，常为风痰郁肺，与过敏体质有关。

二、嗅气味

气味由患儿身体或分泌物、排泄物散发出来，故嗅气味包括闻病人口气和各种分泌物、排泄物的气味。

1.口气

口气臭秽，多属脾胃积热；口气酸腐，多属乳食积滞；口气臭腐，牙龈肿胀溃烂，则为牙疳；口气有血腥味，多系血证出血；口气腥臭，咳痰脓血，为肺热肉腐。

2.二便

大便臭秽为湿热积滞肠腑；大便酸臭为伤食积滞；下利清谷，无臭味，为脾肾两虚之虚寒泄泻。小便短赤臊臭，为湿热下注膀胱；小便清长少臭，多为脾肾虚寒。矢气频作臭浊，多为肠胃积滞。

第三节　问诊

问诊，是医生通过询问患者及其亲属或陪者了解疾病的发生、发展、医疗经过、现在症状及其与疾病有关的情况，是获取病情资料的一种重要方法。

问诊是四诊中的重要方法，但因为小儿不会言语，较大儿童也难以正确表达自己的病痛，所以对于问诊搜集的资料是否可靠要加以分析。

一、问一般情况

患儿的一般情况首先要问清，记录于病历首页上。一般情况包括以下主要项目。

1.姓名、性别

准确填写，避免差错，便于复诊。性别有时可作为拟诊参考，如热淋多见于女婴，进行性肌营养不良绝大多数发生于男孩等。

2.年龄

应询问患儿的实足年龄，新生儿问明天数，婴儿问明月数，较大儿童问明几岁几个月。许多儿科疾病与小儿年龄有密切关系。详细询问患儿实足年龄，对诊断疾病和治疗用药以及判断其生长发育是否正常具有重要意义。如脐风、胎黄、脐血、脐疮等多见于1周内新生儿；而鹅口疮、脐突、夜啼等多见于乳婴儿；遗尿，则发生于3岁以下小儿。某些传染病，如麻疹多见于 6 个月以后的幼儿，水痘、百日咳等多见于学龄儿童，12 岁以后的儿童所患疾病基本上与成人相似。

3.出生地、民族、国籍

有助于了解患儿的生活习惯和环境。

4.家长姓名、家庭住址、邮政编码、电话号码

在随访追踪观察病情时使用。

5.就诊时间、病史陈述、可靠程度

供诊断参考。

6.发病节气

便于分析气候因素与发病关系。

二、问现病史

首先要问清主诉，然后围绕主诉询问。询问的内容包括与主诉直接相关的临床症状及其他全身症状，疾病的发生、发展、就诊、治疗情况等。

1.问寒热

寒热指发热和怕冷而言，主要靠家长的观察和触摸及体温计测量而知，较大儿童可以自我表达。问寒热需要问其起始时间、持续时间、高低规律、用药反应等。小儿怕冷可以从姿态改变来测知，喜偎母怀，蜷缩而卧，皮肤有鸡粟状，多为恶寒，较大儿童可直接问知。寒热并见是表证特点，恶寒、发热、无汗多为风寒束表，发热、恶风、有汗多为风热犯表。寒热分别单独出现多属里证，但热不寒为里热证，但寒不热为里寒证，寒热往来为邪在半表半里。壮热不寒，心烦口渴，为里热炽盛；热势起伏不扬，午后热盛，舌苔黄腻，为湿热内蕴；夏季持续高热不退，无汗，口渴，尿清长量多，多为暑气浸淫。长期发热不退有实有虚，但多有从以实为主转虚实夹杂继转以虚为主的趋势。午后潮热，五心烦热，缠绵不已，多为阴虚内热；低热绵延，朝甚于暮，面㿠多汗，常为阳气亏虚；寒甚不渴，腹部掣痛，为寒伤中阳。

2.问汗

问汗，要问汗出有无，出汗时间、出汗部位及多少、汗出温凉及伴随症状等。汗液由阳气蒸化阴液而出，小儿发育旺盛，肌肤娇嫩，腠理不密，出汗相对较多，另有因气候炎热、衣被过暖、哭闹不止、剧烈活动等而出汗，均不属病态。小儿白天或醒后无热自汗，稍动尤甚，为气虚卫外不固；入睡汗出湿衣，醒后自止，为阴虚或气阴两虚。热病中汗出热不解，为表邪入里征象；高热汗出，口渴心烦，为阳明里热炽盛。热汗为热势蒸盛迫津外泄，冷汗为卫表失固阳虚阴泄。长期汗出过多，面白肢凉，为阴伤阳气随之亏损；骤然大汗淋漓，汗出如珠，为阳脱阴津随之欲亡。

3.问头身

婴幼儿头痛多不能自诉，常表现为反常哭闹、烦躁、摇头、皱眉、抓头发或双手在眼前做无目的挥动。较大儿童可询及头痛；头晕及部位、性质。急起头痛及颈项上连头顶兼有风寒表证为风寒头痛，头昏头痛兼风热表证为风热头痛；头痛后仰，颈项强，高热抽搐，多为春温、暑温，邪热入营，肝风内动的表现；头痛神萎，四肢不温，似搐非搐，多见于慢惊风证。头痛绵绵，时痛时止，多为气血亏虚；头痛隐隐，耳鸣头晕，多为肝肾阴虚。头痛如刺，痛有定处，多系瘀阻脑络；头痛头晕，神志蒙昧，多系痰浊蒙窍；头晕目眩，面黄唇淡，多系肝血亏虚。

身痛伴见于头痛，常为风邪束表。关节疼痛，屈伸不利，常见于痹证，肿胀而热多为热痹，肿胀不热多寒痹。肢体瘫痪不用，强直，屈伸不利，为硬瘫，多因风邪留络；痿软，屈伸不能，为软瘫，多因阴血亏虚，络脉失养。小儿有下肢关节疼痛阵作，发作为时短暂，关节肌肉无变化，亦无其他症状，可能为生长阶段出现的暂时络脉不和，不必认作病态。此外，皮肤瘙痒多见于一些发疹性疾病和荨麻疹。

4.问胸腹

较大儿童可自诉胸部不适，婴幼儿则难以辨认。胸痛发热，气喘咳嗽，多为邪郁肺闭；胸部窒闷，喘鸣肩息，多为痰阻气道，肺失宣肃；胸闷胸痛，气短喘促，多为胸阳不振，痰阻气逆；胸闷心悸，面青气短，多为心阳虚衰，血脉瘀滞；胸痛咳嗽，咯吐脓血，多为肺热壅盛，腐肉伤络。

婴儿腹痛，不会诉说，常表现为突然阵发性反常哭闹，屈腰啼叫，或双手捧腹，辗转不安等症。较大儿童主诉的腹痛，要通过腹部按诊并结合其他症状以确定部位、性质。脘腹饱胀疼痛，嗳腐酸而厌食，有伤食史，为食滞胃脘；腹痛阵阵，以脐周为多，多为虫积；腹痛，里急后重，多为湿热积滞大肠；腹痛，兼皮肤黄染，为湿热浸淫肝胆；右上腹剧痛如钻顶，时作时止，痛甚则汗出肢冷而厥，呕吐蛔虫，为蛔扰入膈；右下腹阑门处疼痛，肢屈不伸，按之痛甚，伴发热或呕吐，多为肠痈瘀热；腹痛喜按，按之痛减，多为脾气虚寒；腹痛如绞，位在两侧，按之无块，小溲出血，为石淋发作；痛有定处，反复发作，按及包块，推之不移，为气滞血瘀。

5.问饮食

《万氏家藏育婴秘诀·十三科》云：“小儿之疾属胎毒十之四，属伤食十之五，外感十之一二。”强调了食伤在儿科病因学中的重要性。询问小儿的饮食情况，是儿科问诊不可缺少的内容。问饮食包括纳食和饮水两个方面。首先应问清是母乳喂养还是人工喂养，或是混合喂养，以及乳食量的多少，是否有节，是喜嗜辛辣之品，还是喜食寒凉生冷之品，是否喜食泥土杂物，病前饮食是否清洁、新鲜，有无呕吐。

小儿厌恶进食，食量减少，为脾失健运；不思进食，食欲亢进，不充形骸，为胃强脾弱。脘腹胀满，为乳食积滞；嗜食异物，绕脐腹痛，为虫踞肠腑；食少形瘦，大便不化，是脾胃气虚；进食则吐，矢便不通，防肠结阻滞；口渴引饮，见于热病，为热伤阴津；口渴多饮，口舌干燥，为阴伤内耗；多饮多食，形瘦尿多，为阴虚燥热之消渴；多饮少食，舌干便秘，为胃阴不足之厌食。

6.问二便

主要询问二便的形、色、量、次和气味。新生儿在出生后24小时内所排出的大便呈暗绿色或赤褐色，质稠黏，无臭气，此乃胎粪。喂乳的婴儿大便呈卵黄色，稠度均匀，稍带酸臭气，或略带白色，质较干硬，微臭，每天1~2次，都属正常现象。

对泄泻患儿必须准确记录大便次、量，以判断病情的进退。便次多且量多，易成伤阴重症，继而阴阳两伤；便次多而且量少，若伴发热腹痛，里急后重，可能为痢疾初起。腹痛即泻，泻后痛减，为伤食泄泻；食后作泻，时轻时重，为脾虚泄泻；泄泻病程短为暴泻，多属风寒湿热、食滞所伤之实证；泄泻病程长为久泻，多属脾肾气虚、阳虚所致之虚证。便后脱肛，为中气下陷之脱证；便中夹有成虫，为虫踞肠腑之虫证。便秘不通或干燥难解，多为内有实热或阴津亏耗。便时哭吵，多为腹痛。

小便频数，不急不痛，为脾肾气虚失摄；伴尿急尿痛，为湿热下注膀胱。睡中小便自遗，小便清长，为肾阳亏虚，下元不固；睡中遗尿量少，尿味腥臊，为肝经湿热；排尿不畅，点滴而出为癃，点滴不出为闭，均属膀胱气化不利之重症。排尿不畅或突然中断，为湿热熬蒸之石淋；排尿过多，伴多食多饮、形瘦，为阴虚燥热之消渴。小便点滴，甚则无尿，伴周身浮肿、呕吐、喘满，为肾气衰竭，气化失司，水气凌心射肺的危重病证。

7.问睡眠

主要询问小儿睡眠的时间，睡中是否安静，有无啮齿磨牙，有无惊叫、啼哭等。小儿的正常睡眠时间，年龄越小则越长，随着年龄增大而逐渐缩短。睡不安宁，睡中多汗易惊，头大发稀，多为心脾气虚之佝偻病；平常睡眠时间过短，常因心火内盛，若偶然出现，常为食滞胃脘。入夜啼哭，日间安睡，常见于脾寒心热之夜啼证；睡中啮齿磨牙，多因肠胃积滞，或肝火上炎；睡中肛痒，多因蛲虫骚扰或湿热下注。入睡露睛，多属久病脾虚；多睡难醒，多属气虚痰盛。睡中惊叫不宁，多因惊吓；高热患儿出现嗜睡或昏睡，多为邪热内陷心包或痰浊蒙蔽心神，病多危重。

三、问个人史

个人史在儿科领域里极为重要，它包括生产史、喂养史、生长发育史、预防接种史。

1.生产史

生产史与新生儿及婴幼儿的疾病诊断关系密切。应询问胎次、产次，是否足月产，顺产还是难产，生产方式，出生体重，出生情况，以及母孕期间的营养、健康情况等。如五迟、五软有的与初生不啼（新生儿窒息）有关，脐风因断脐不洁产生，双胎、多胎易见胎怯等。

2.喂养史

喂养史与小儿尤其是婴幼儿的生长发育及发病有密切关系，对脾胃病患儿尤当重视。喂养史包括喂养方式，辅助食品添加情况，何时断奶及断奶后食物种类，有无偏食、贪吃零食等不良习惯，目前食谱及食欲、食量等，起病前有无进不洁饮食或其他特殊饮食（辛辣、生冷、油腻、滑肠及过敏食品等）情况。

3.生长发育史

包括小儿的体格发育、神经精神发育方面的情况，如坐、爬、立、行、言语等出现的时间，出牙的时间，囟门闭合的时间，体重、身高的增长的情况。学龄儿童还应了解有关青春期生理及心理情况等。

4.预防接种史

预防接种史对于有关传染病的诊断有重要价值。询问有无建儿童保健卡，是否按计划接种各种疫苗，如卡介苗、脊髓灰质炎减毒糖丸活疫苗、麻疹减毒活疫苗、百日咳菌液、白喉类毒素、破伤风类毒素、乙脑疫苗等。

四、问其他史

1.既往史

既往史指过去病史和小儿过去的健康情况，特别是对与现病有关的既往疾病需详细询问。

注意过去有无与现病相同或类似的疾病，如高热抽搐须问过去有无高热惊厥史，过敏性疾病应问过去有无类似发作史，脓血便患儿应询问有无痢疾未彻底治疗史等。

询问与本次疾病有关的同一系统疾病，如肺系疾病患儿是否有反复呼吸道感染等，脾系疾病患儿是否有慢性或反复发生脾胃病的病史，心阳虚衰、血脉瘀阻患儿有无先天性心脏病或其他器质性心脏病史等。

考虑本次疾病可能为传染病时，要特别注意询问过去患过何种传染病，如患过麻疹、水痘、痄腮，一般不会再发。若考虑目前症状可能为某些传染病（如流行性乙型脑炎、脊髓灰质炎等）的后遗症时，更要问清起病时的情况。

每个患儿都要询问药物过敏史并在病历上用红笔标出，以免误用。

2.家庭史

询问父母年龄及健康情况，如已死亡，应记录死亡年龄及原因。询问父母是否近亲结婚，母亲孕产史，直系亲属中有无家族性或遗传性疾病，有无结核病、病毒性肝炎等传染病史。

3.社会史

社会史指父母的职业、经济情况，小儿生活习惯、居住环境和条件，密切接触者（保姆、亲友、邻居、同班同学等）的健康情况，有无传染病史或不良生活习惯等。

第四节　切诊

切诊包括脉诊和按诊两部分，是医运用手指切按患儿体表以诊察病情的一种方法。

一、脉诊

婴幼儿在诊病时不易合作，每因恐惧不安而致脉息迟数变化较大，故3岁以下小儿不采用脉诊。由于小儿寸口脉位短，不能容纳三指以切寸、关、尺三部，因而常采用“一指定三关法”，即以医生手的食指或拇指按于寸口部切脉。切脉时，要用轻取（轻用力按在皮肤上）、中取（用中等力按至肌肉）和重取（重用力按至筋骨）三种不同的指力切取，意念集中在指下，每次诊脉时间不应少于1分钟。

正常小儿的脉象平和，较成人软而稍数，年龄越小，脉跳越快。如按成人的一呼一吸计算，新生儿七八至，1~3岁六七至，4~7岁约六至，8~13岁约五至，14岁以上儿童脉象则与成人基本相同，四五至。另外，小儿脉息至数因哺乳、啼哭、活动等增快，故诊小儿脉则以入睡或安静时较为准确。

小儿病理脉象主要有浮、沉、迟、数、有力、无力6种。《小儿药证直诀·小儿脉法》云："脉乱不治，气不和弦急，伤食沉缓，虚惊促急，风浮，冷沉细。"提出了乱、弦急、沉缓、促急、浮、沉细6种脉象的病理意义。一般以浮、沉、迟、数脉辨表、里、寒、热，以有力、无力脉定虚实。凡轻按即能触及为浮脉，多主表证，浮而有力为表实，浮而无力为表虚，浮而重按却无多为正气将绝，主病危。重按才能触及的为沉脉，多见于里证，沉而有力为里实，沉而无力为里虚。脉搏迟缓，来去急促，一息六七次以上为数脉，多主热证，数而有力为实热，数而无力为虚热。此外，其他脉象在儿科有时也能见到，如滑脉见于热盛、痰湿、食滞；洪脉见于气分热盛；结脉主气血亏虚或寒凝瘀滞；代脉多主气血虚衰；弦脉主惊风、腹痛、痰饮积滞。

二、按诊

按诊是医生用手触按在患者体表的一定部位，进行触、摸、按、压、叩打等，以测知病变部位变化，从而推断疾病部位、性质的诊断方法。

按诊包括按压和触摸头、囟、颈、腋、四肢、皮肤、胸、腹等，一般按自上而下的顺序进行。按诊时医生的手要温暖，用力要适当，注意力要集中，并注意分散患儿的注意力，避免其因紧张而不配合检查。

1.按额部

按摸患儿额部，主要触其冷暖。额冷为寒证，有外感风寒，或阳虚内寒，也有属热深厥深，阳气不达者。额热为热证，常见于外感表热及里热炽盛，也有属阴虚内热者。可将额部与掌心对照，一般额热甚于手心多为外感表热，手心热甚于额部多为阴虚内热。

2.按囟门

正常小儿前囟在出生后12~18个月内闭合，后囟在2~4个月闭合，囟门平坦。

患儿囟门逾期未闭应按其大小、凹凸。前囟早闭，多为头小畸形；囟合延迟，加之颅骨软化，按之稍陷，见于脾肾亏损之佝偻病；囟门不闭，反而逐渐开大，头颅增大，目如落日，见于肾虚水泛之解颅；囟门凸起，称为填囟，常为邪热炽盛，肝风内动；囟门凹陷，称为囟陷，常为津液亏损，阴伤欲绝，多见于吐泻较剧之失水。

3.触颈腋

颈项、腋下等处有许多小的结节，质软，不粘连，是正常状态。

触摸患儿颏下颈项等处，检查有无肿块。颈部一侧斜肌（胸锁乳突肌）肿硬，使头偏向患侧，为先天性斜颈。耳下、颌下触及肿块，质软不热，多为痄腮；头颈局部肿胀，质地稍硬，抚之灼热，多为热毒痈疖。触及质地较硬之椭圆肿块，推之可移，常为臖核，头面口咽有炎症感染，属痰热壅结之臖核肿痛（淋巴结炎）；臖核连珠成串，质地较硬，推之不易移动，可能为痰核内结之瘰疬（淋巴结核）。若颈项及全身其他部位见多处臖核肿大，伴发热，出血，胁下痞块，须防内伤恶症（白血病等）。

4.按胸腹

按摸小儿胸部，胸骨前突为鸡胸，胸椎后突为龟背，胸骨两侧肋骨前端突出称串珠，胸廓在膈部内凹，肋缘处外翻，称胸肋沟，均因先天不足、后天调养失宜产生。以手掌按于患儿虚里处，搏动过甚为宗气大泄，搏动微弱为宗气不足。心尖搏动处，古称虚里，是宗气会聚之处，为十二经脉气所宗，虚里的动势直接反映胃气和气血盛衰的变化。

胁下两侧可触摸肝、脾二脏。正常婴幼儿肝脏可在右肋缘下 1~2 cm 触及，柔软而无压痛，6~7 岁后即不应摸到。脾脏在左肋缘内，除婴儿期偶可摸到外，一般均不应触及。肝脾肿大，质地变硬为积癥，质地较软为痞块，多属气滞血瘀。

患儿腹痛时须细心按摸腹部，观察按摸时患儿的反应，以了解腹痛的部位和性质。腹痛喜按，按之痛减，多属虚属寒；腹痛拒按，按之痛剧，多属实属热。腹部触及包块，在左下腹如腊肠状，常为粪块；在右下腹如圆团状，常为肠痈；大腹触及包块推之不散，常为肠结；大腹触及包块按摩可散，常为虫瘕。腹部胀满，叩之如鼓，为气胀；叩之音浊，随体位移动，为水臌。

5.按肌肤

按肌肤须察其寒热、润燥、肿胀，可协助辨别邪正盛衰、津液存亡、病位浅深。肌肤灼热为阳热亢盛，肌肤寒凉为阳气虚衰。皮肤滑而柔润，是津液未伤；皮肤干燥起皱，是阴津大伤。肌肤多汗而热，为热迫津泄；肌肤多汗黏冷，为卫弱营泄。肌肤肿胀，按之随手而起，属阳水水肿；肌肤肿胀，按之凹陷难起，属阴水水肿。按小儿肌肤的部位，最常用尺肤，即腕关节内侧横纹处至肘关节内侧横纹处的肌肤，诊察其寒热、润燥。若是按其肿胀，则以按压小腿内侧前缘为佳。

第五节　腹诊

腹诊是通过腹部检查进行疾病诊断及治疗的一种方法。腹诊法首先见于《内经》，继而见于《难经》《伤寒论》《金匮要略》，隋唐时期的《备急千金要方》一书中亦有记载。我国自宋元以后，由于受到封建习俗的影响，病人对解衣露体感到羞怯，因而腹诊法渐被忽视，影响了我国对腹诊的进一步研究及发展。临床实践证明，腹诊在中医的辨证论治中占有重要的位置。腹诊与脉诊在切诊中是同样重要的。众所周知，人体主要器官如肝、胆、脾、胃、胰腺、大小肠、肾、膀胱等大部分居于腹腔中，诊病忽视腹诊是不够全面的。清代俞根初说："胸腔五脏六腑之宫城，阴阳气血之发源，若知其脏腑何如，则莫如诊胸腹。"日人吉益东洞亦谓："腹生之本也，故百病以此为根，是以诊病必候腹。"诊腹不仅可以察知腹部各脏腑的疾病状态，而且还可借以判断病人之虚实、寒热、表里及预后，若结合问诊，参照舌诊和脉诊，进行全面分析，最后可得到准确的诊断。如腹诊时发现病人腹软无力，缺乏弹性，脉细弱，可判断病人为虚证。相反，如发现病人腹部充实紧张，脉沉有力，就可判为实证。又如按腹时轻按痛为病于表，重按痛为病于里，腹痛喜按多为虚痛、寒痛，腹痛拒按或按之加剧则为实痛。

腹诊在日本颇盛行，已发展成为日本汉医独特的诊断方法，促进了我国经典著作《伤寒论》《金匮要略》经方在日本汉医的临床应用。

腹诊在小儿诊病中格外重要，小儿有病常常不能正确地诉说其痛苦，病史往往由大人代述，易发生差误，在诊病时，脉诊虽很重要，但因小儿寸口脉位甚短，诊病时小儿易惊恐、啼哭等，影响脉诊的准确性，因此，腹诊在辨证施治中，可补儿科诊断之不足，在小儿辨证中有着重要的意义。

一、腹诊方法

1.腹诊前准备

先令患儿充分解开衣服，安静仰卧，腹部不要用力，两下肢伸开，上肢置于身体两侧。小儿在哭闹时不宜进行腹诊，因哭闹时腹肌紧张，腹诊检查所得，宜待患儿安静或睡眠后进行。检查之手要温暖，以免引起患儿腹部挛缩或引起患儿之反感而拒绝检查。在检查病人心下停水、肝脾、腹部肿瘤时，可令病人屈膝，小腿竖起，使腹壁松弛后再诊。

2.顺序

（1）先细查病人之呼吸状态，呼吸速迟、长短。

（2）观察胸部、上腹部、下腹部情况，皮肤色泽，干燥及湿润程度，搏动、蠕动等状态。正常小儿腹部平坦或略膨起，按之不胀不痛。

（3）望诊完后，用手掌轻轻触按全腹部进行观察，注意有无积聚、压痛，并注意压痛之部位，有无固定之压痛点，腹痛是否向其他部位放射，并进一步询问腹痛时间，在食后或是空腹。腹诊时要注意勿用手指强压腹壁，手要斜着轻轻按压，腹痛时应从无痛处开始进行，最后检查痛处。小儿腹部膨满，叩之呈鼓声，多为气滞腹胀。如叩之有移动性浊音，则为腹内积水。在进行腹诊时，要注意观察患儿心下部、季肋部、腹直肌、侧腹部之状态，且要观察患儿之表情，有无痛苦及不适之感，倘若在某部位发现有异常，可再重按并详细观察之。

二、腹证之分类及其临床意义

腹证乃通过腹诊确定的腹部状态。腹证有很多种，在诊疗工作中常见到的有代表性的腹证有以下几种。

1.腹满

分实满及虚满两种。实满，腹部有充实感，腹壁肥厚，有弹性，多有便秘倾向，脉有力。实满时可选用泻下剂，如大小承气汤、调胃承气汤等。虚满，腹膨满无力，或腹壁薄，触之虽有抵抗、压痛而无弹性，脉多沉细而弱，虚满时忌用泻下剂。虚满多为脾虚气滞所致，治疗多选用补脾益气、降逆除满之方药。

2.胸胁苦满

为腹证中很重要的一种症状，可以出现在多种疾患中，患者多呈心下硬满，诊时用手压迫患儿之两肋弓下部，尤其是右侧肝下部，可有抵抗，患者可有压痛或有闭塞之痛苦感觉。苦满是肺、心、肝、胆、肾、胰腺等器官发生功能障碍而引起的一种防卫反应，在腹部之表面出现一种肌肉紧张状态。其产生机制目前尚未完全明了。胸胁苦满在肝胆有炎症时较多见。但是在腹诊有胸胁苦满证时，不管临床诊断何病，都要考虑应用柴胡剂。

急性热病、肝胆疾患、喘息、胃炎、胸部疾患、高血压等疾病常出现胸胁苦满症状，但要注意排除肝癌、班替综合征、白血病之肝脾肿大，否则用柴胡剂无益而有害。

3.心下痞硬

在心下部自觉堵塞感，但触之而无抵抗，为心下痞。如心下部有堵塞感，按压时有抵抗及压痛，为心下痞硬。心下痞或心下痞硬多为脾胃虚弱，寒热错杂于中，升降失常，气机不畅。本腹证可兼有饮食停滞，或兼有水饮内停，治宜和中降逆消痞，或宣散水气，或补中益气，和胃消痞，常用各种泻心汤类治疗心下痞硬，或用人参汤治心下痞。如病人呼吸气促、喘鸣、浮肿、动悸，兼有心下痞硬，触之如板状时，则是木防己汤证。

4.腹皮拘急（腹直肌拘挛）

腹皮拘急乃指腹直肌拘挛。左右腹直肌触之如棒状，脉弱，常在体质虚弱人见之。腹皮拘急为一虚证。有时伴有脐上悸动。有腹皮拘急之病人多为小建中汤证，或黄芪建中汤证。仅在心下至脐附近有腹直肌拘挛，为四逆散或大柴胡汤等证。如以脐为中心之腹部膨满且腹直肌呈棒状拘急，则为桂枝加芍药汤之腹证。

5.小腹拘急

只有下腹部触知腹直肌硬，称为小腹拘急或下腹部腹直肌紧张。小腹拘急乃下焦虚或肾虚之腹证，治疗以补肾为主，其代表方如八味地黄丸。一般拘急之腹直肌，如经治疗渐次缓解，乃示预后良好，如突然软弱无力，乃示险恶证候。

6.小腹不仁

脐下部软弱无力，有空虚感，压迫腹壁陷没如触舟底，下腹部感觉迟钝，相反在脐下至耻骨之正中线上可触知一如铅笔样索状物，此种情况亦为下焦虚、肾虚之腹证。

7.小腹急结（瘀血之腹证）

小腹乃指下腹部，小腹急结出现于左下腹部，检查此腹证时，使患者两足伸开，医师用中指或食指从脐旁腹壁斜着向左侧轻轻地做急速擦过状按压时，患者突然屈膝并感疼痛。小腹急结腹证多见于女子。

8.小腹硬满

小腹硬满乃指在下腹部触到有膨满感或有较坚硬之抵抗物，病人有瘀血时常见。小腹急结及小腹硬满皆可用祛瘀血之方剂。

9.腹部动悸

腹部动悸亦为腹证之一。健康人动悸在腹底部存在，用手轻按腹壁感觉不到，在脐部隐约可触知，感觉不强烈，但在体弱病人则易触知动悸亢进。一般在心下部动悸称为心下悸，脐上部动悸称为脐上悸，脐下部动悸称为脐下悸。又心脏部搏动称为心悸。有时在脐两旁亦可触及动悸。根据动悸的部位不同，可以选用不同的方剂。有时根据动悸的情况还可判定病人的预后。如慢性病人在脐上突然出现剧烈跳动，即预示凶险之征，死亡将来临。一般心下部动悸多为五苓散证、苓桂术甘汤证。脐上部动悸多为半夏厚朴汤证、炙甘草汤证或柴胡加龙骨牡蛎汤证。脐下部动悸多为桂枝加龙骨牡蛎汤或八味丸证。

10.胃内停水（心下痰饮）

用手轻轻叩打胃部可闻及胃部振水音，即证明胃内有停水。胃内有停水病人多为虚证，临床多见于胃下垂、胃扩张、胃无力症。有胃内振水音者往往兼有腹部动悸亢进症状，病人多伴有头重、眩晕、倦怠、疲劳等神经衰弱症状。健康人胃在饮水后亦可闻及振水音，而有胃壁弛缓之病人，或腹壁很薄，有内脏下垂，即在空腹时亦可出现胃部振水音。本腹证出现说明脾胃元气衰退，水饮停滞于中焦，治宜健脾燥湿，温阳行水。

第五章 儿科内治法

内治法是儿科疾病治疗的主要方法，是通过药物直接进入体内而发挥作用。以往一般采用口服、鼻饲，现在由于科学技术的发展，中药剂型的改革，注射给药及肛门直肠给药成为儿科临床用药新的途径。

中医儿科内治法的基础仍然是辨证论治，根据病因病机及疾病的标本缓急进行立法组方。由于小儿具有独特的生理病理特点，病机的发展变化转归以及对药物反应的敏感性与成人不同，因此儿科内治法的辨证用药也有其特点和规律，兹将儿科内治用药的原则、用药剂量、给药方法及常用的内治疗法分述如下。

第一节 内治原则

一、及时、果敢、准确和审慎

小儿脏腑娇嫩，形气未充，同时又生机蓬勃，生长迅速，故小儿患病既有容易发病、变化迅速、易寒易热、易虚易实的一面，又有脏气清灵、易趋康复的一面，在治疗时就应辨证精确，及时抓住病机，果断用药。《景岳全书·小儿则》云：“但能确得其本而撮取之，则一药可愈。”否则就会贻误病机，造成不良后果。为了使治疗准确无误，除及时、果敢之外，用药还必须审慎，从小儿的特点出发，做到攻不伤正，补不碍邪。

二、处方轻灵活泼

这是儿科内治用药的一个重要原则。因为小儿患病之后，变化快，恢复也快，这就要求处方用药能及时灵活地适应病情变化，轻灵活泼。此外，小儿对药物的反应也较成人灵敏，随拨随应。这些都要求处方用药不可呆滞，不可重坠，不可壅实。古人云：“稍呆则滞，稍重则伤。”无论补虚还是攻邪都是如此。

三、用药勿伐生生之气，时时注意顾护脾胃

小儿如草木方萌，气质嫩弱，又生机蓬勃，因此，治疗疾病时应注意扶助其生生之气，以有利机体的康复，其中尤以脾胃为重要。诸如大辛大热、大苦大寒、峻猛毒烈之品，皆宜慎用。即使有是证当用是药，也应中病即止，或衰其大半而已，不可过剂。对虚弱证使用补法时，要注意不可壅滞峻补，以免反碍脾胃生生之气。

中药的毒副作用，近十余年来，研究报道较多，受到广泛的关注与重视，在儿科临床上应特别注意。

四、勿多服药，勿乱服药

药为补偏救弊之品，皆有偏性，“虽参芪之辈，为性亦偏”，所以不要无病服药或长期服药“保健”。小儿生机蓬勃，只要饮食调理得当，护理适宜，身体自然壮实。

总之，小儿用药应根据其自身的生理病理特点，紧紧把握病机进行治疗，做到攻不伤正，补不碍邪。明代儿科医家万全在《幼科发挥·调理脾胃》中指出：“医药，儿之所以保命也。无病之时，不可服药。一旦有病，必请专门之良老诚忠厚……如有外感风寒，则发散之，不可过汗亡其阳也。内伤饮食，则消导之，不可过下亡其阴也。小儿易虚易实，虚则补之，实则泻之，药必对证中病，勿过剂也。病有可攻，急攻之，不可喜补恶攻，以夭儿命。虽有可攻，犹不可犯其胃气也。小儿用药，贵用和平，偏寒偏热之剂不可多服。”这一段话对于理解儿科内治用药原则，可资借鉴。

第二节 给药剂量和方法

小儿内治用药剂量，一般均应小于成人量，常随年龄大小、体重轻重、体质差异、病情轻重缓急及医者用药经验而有所不同。由于小儿服药时多有浪费，故药量可相对稍大些。

具体来说，用于清热解毒的药物，特别是病情较重时，用量宜大，甚至可用成人量；用于解表发汗或攻里通下的药物，用量则宜慎重，以免汗下过度；用于活血化瘀、温通宣散的药物，用量也宜慎；用于调理性的、补养性的药物，如健脾消食、行气利湿、化痰止咳、补养气血、滋补阴阳等，用量适中即可；对于峻烈有毒的药物，则应严格掌握剂量及用法，以免造成事故。对于新生儿、小婴儿的用药剂量，更应慎重，不可过量。以下小儿内治用药剂量计算方法可做参考：新生儿用成人量的1/6~1/5，婴儿用成人量的1/3，幼儿用成人量的1/2，幼童用成人量的2/3，学龄期以后即可用接近成人量或成人量。这里的成人量指一般用量，并非指最大量。

内治给药方法，以往以口服为主。呕吐剧烈、吞咽困难或昏迷状态可用鼻饲给药。目前中药剂型改革的研究使传统的内治给药方法有了新的突破，已被广泛用于儿科临床的有注射给药和肛门直肠给药等。

一、口服法

本法主要用于汤剂、冲剂、浸膏、糖浆、丸剂、片剂、散剂等的给药。

小儿口服给药，首先要做好小儿的说服教育工作，尽量争取让小儿自己吞服。若婴幼儿不能合作，则应采取适当方法喂服，如可固定小儿的头手，用小匙将药液送至口腔舌根部再慢慢倾入，使之自然吞下，切勿捏鼻灌服，以免呛入气管。丸、片、粉末剂的药物宜先用水调成药液再服，可在药液中加入适量白糖调味，但不宜加糖太多。口服给药宜少量多次，但必须保证每日量全部服完，否则会影响疗效。对于汤剂的煎服，应放入适量的水，使药物有效成分充分煎煮出来。目前，口服给药仍然是儿科治疗的主要给药方法。

二、鼻饲给药

用消毒鼻饲管轻轻由鼻腔、食管插入胃中，将药液用针筒吸取徐徐注入鼻饲管内。在进行鼻饲时，动作要轻柔、灵巧。主要用于吞咽困难和昏迷患儿。

三、直肠给药

有小剂量的保留灌肠和大剂量的直肠滴注两种。直肠滴注法是将输液器针头换作导尿管，再将导尿管做常规消毒后经肛门轻轻插入直肠中（一般 6~8cm 深），用胶布固定，开启开关，药液则通过输液缓缓滴入直肠中。根据寒热虚实辨证可控制滴入速度，实热证 100~120 滴/分，虚寒证 60~80 滴/分。若在滴注前排空大便则更好。这种方法适应范围广，除营养剂外，几乎各种药物均可通过直肠给药，其优点是吸收快，给药量大，不仅可避免口服喂药困难和药物对胃的刺激，还可避免某些药物口服经消化道受酸碱度、酶等的影响。对婴幼儿、危急重症及发热、肺炎、肠道疾病、肾脏疾病等尤为适宜。

四、注射给药

根据中药制剂的要求可分别予以肌内注射、静脉注射、静脉滴注等，优点是作用快，对急重症尤为适宜。

第三节 内治法

程钟龄《医学心悟·医门八法》云：“论病之原，以内伤、外感四字括之；论病之情，则以寒、热、虚、实、表、里、阴、阳八字统之；而论治病之方，则又以汗、和、下、消、吐、清、温、补八法尽之。”现在所用内治法基本上都是在“八法”的基本上派生出来的。

下面介绍的内治法则，是儿科临床上较为常用的，这些治法可单独应用，也可联合应用，应根据临床辨证决定。

一、解表法

解表法即解表达邪法，是通过开泄腠理、调和营卫、宣发肺气，以祛邪外出，从表而解的一种方法，也称汗法。《素问·阴阳应象大论》云：“其在皮者，汗而发之。”这为汗法提供了立法原则和应用根据。沈金鳌的《幼科释谜》中亦提到：“汗为心液，心阳固留，在内为血，发外汗流。伤于客感，濈濈汗浮，发汗而汗，邪随汗休，必以汗愈，去病之由。”指出了汗法有使邪随汗出而解的作用。解表法主要用于外感表证，一般分辛温解表（治风寒表证）和辛凉解表（治风热表证）两类，实际上治疗暑湿郁表的芳香透邪也是重要的解表法之一。汗法有退热、透疹、消水肿、祛风湿等作用。所以，透疹法、发汗消肿法等儿科常用治法也属解表法的范畴。适用于外感表证及具有表证的痈肿、麻疹、风水等病证。

1.辛温解表法

本法适用于风寒表证，症见恶寒，发热，无汗，鼻塞，流清涕，咳声重浊，头身疼痛，不渴尿清，苔白，脉浮。常用方剂如荆防败毒散，证轻用葱豉汤，证重用麻黄汤。辛温解表的药物很多，使用时应根据病证适当选用，荆芥、防风发汗之力不如紫苏、羌活，而麻黄、桂枝发汗力最强，葱白、豆豉发汗力较弱，这些药物临床上经常配对使用。张仲景在《伤寒论·辨太阳病脉证并治》中言：“太阳病，头痛发热，身疼腰痛，骨节疼痛，恶风，无汗而喘者，麻黄汤主之。”“太阳病，脉浮紧，无汗，发热，身疼痛，八九日不解，表证仍在，此当发其汗……麻黄汤主之。”可见，麻黄汤是发汗解表的代表方剂，凡有表证，均可以用汗法治之。又言：“太阳中风，阳浮而阴弱，阳浮者热自发，阴弱者热自出，啬啬恶寒，淅淅恶风，翕翕发热，鼻鸣干呕者，桂枝汤主之。”

2.辛凉解表法

本法适用于风热表证，症见发热有汗，鼻流浊黄涕，咳声高亢，咽红口渴，苔薄黄，脉浮数。常用方剂如桑菊饮、银翘散。桑菊饮主要用于发热轻而咳嗽较重之证，银翘散则主要用于发热重而咳嗽较轻之证。辛凉解表药物如桑叶、菊花、银花、连翘、牛蒡子、大青叶等，其功用侧重于清解，而透达之力不如薄荷、竹叶、荷叶，应配合应用，但都不如辛温解表药物发汗力强，因此对汗出较少或汗出不透而郁热较甚者，还可适当配合辛温药物，以助开泄腠理，宣畅卫阳，发汗解表，透热外出，这种用法又称辛温辛凉同用，是儿科临床常用的解表退热方法。万全在《万氏秘传片玉心书·咳嗽门》中言：“小儿伤风咳嗽，其症身热憎寒，自汗，躁烦不安然，日夜嗽声无遍，时常鼻流清涕，咽喉不利，痰涎脉浮头痛，症多端，治则宜乎发汗。”

3.芳香透邪法

本法适用于外感暑湿或外感湿热表证，有暑热偏重和暑湿偏重之分（热偏重或湿偏重）。暑热偏重，症见发热汗出，烦渴尿黄，吐泻腹胀等，常用方剂如新加香薷饮、清络饮，常用药物如香薷、连翘、银花、荷叶、竹叶、西瓜翠衣、丝瓜络等。暑湿偏重，症见发热面垢，汗出不透，头身重痛，脘腹胀闷，呕恶腹泻等，常用方剂如香薷饮、二香散，常用药物如藿香、香薷、苍术、厚朴、荷叶、浮萍、竹叶、大豆黄卷等。若在冬春季节感受湿邪为主，湿郁肌表，宜芳香化湿，透邪外出，症见头目胀痛，身体重痛，或肢体酸痛，精神困倦，脘腹胀闷，苔白腻，常用方剂如麻杏苡甘汤、藿香正气散、三仁汤，常用药物如麻黄、苍术、薏苡仁、藿香、佩兰、石菖蒲、紫苏、通草等。湿热俱重，症见发热汗出，烦闷口渴，小便短黄，脘腹胀满，头目胀痛，肢体酸痛，或有黄疸、痢疾，舌红，苔黄而腻，用甘露消毒丹、连朴饮之类，常用药物如藿香、石菖蒲、茵陈、滑石、木通、连翘、厚朴、薄荷、竹叶、栀子、荷叶、浮萍等。

4.透疹法

本法适用于麻疹初期。麻为阳毒，以透为顺，透疹法以辛凉清解透表为主，不可辛散太过。谢玉琼《麻科活人全书》云：“麻初出至未收之时，皆宜微汗。有微汗则皮肤通畅，腠理开豁，而麻易透。发热之际，有自汗，则有发散之义，乃为常候。盖麻退自汗，则毒从汗解，元府开而麻毒透，卫中之表邪则从之散矣，不可遽止，亦不可复用升发之剂。”常用方剂如清解透疹汤、宣毒发表汤，常用药物如蝉蜕、升麻、葛根、竹叶、浮萍、紫草、西河柳、芫荽等。若因感受风寒，暑湿郁表，致使疹出不利，结合辛温解表、芳香透邪等治法，以解表透疹。

5.发汗消肿法

本法适用于风水证。湿渍肌表，腠理郁闭，肺卫失宣，以肌肤水肿为主，伴咳嗽发热，尿少脉浮等，宜宣肺解表，利水消肿。秦景明《幼科折衷》云：“上气燥而喘为肺胀，欲作风水，发汗则愈。”对水肿阳水的治疗，《素问·汤液醪醴论》即提出了“开鬼门，洁净府”之法。由此可见，汗法包括了疏风宣肺法、宣肺止咳化痰法和宣肺平喘法、宣肺利水法。

常用方剂如越婢汤、麻黄连翘赤小豆汤，常用药物如麻黄、浮萍、苍术、紫苏、白茅根、车前子等。

应用汗法时应当注意：发汗解表以汗出邪去为目的，如发汗太过则损伤津液，甚则大汗不止，导致虚脱。在桂枝汤的服用方法中，张仲景指出：“服已须臾，啜热稀粥一升余，以助药力。温覆令一时许，遍身漐漐微似有汗益佳，不可令如水流漓，病必不除。”桂枝汤是调和营卫的主方。张仲景在此指出了使用汗法的注意点，使用汗法当以微汗为度，不可过汗，以防伤津。小儿脏腑娇嫩，形气未充，汗法用之应谨慎，以免耗伤阴液。凡心力衰竭、吐泻失水、出血、津液亏损者均应禁用。若体虚而确实需要发汗解表时，宜配合益气、滋阴等药同用。

《伤寒论•辨太阳病脉证并治》云：“咽喉干燥者，不可发汗。淋家，不可发汗，汗出必便血。疮家，虽身疼痛，不可发汗，汗出则痉。衄家，不可发汗，汗出，必额上陷，脉急紧，直视不能眴，不得眠。亡血家，不可发汗，发汗则寒栗而振。”指出了汗法的禁忌证。

二、泻下法

泻下法是通过荡涤肠胃，行气通便，达到攻逐实积的治法。适用于里热壅结，水饮留聚，以及食积、虫积、瘀血阻滞证。根据病情轻重缓急，患儿体质强弱，在使用泻下法时，又有寒下、温下、峻下、缓下、润下、逐水、驱虫等不同。

宋代钱乙的《小儿药证直诀》中即有对下法的论述，提出“吐泻乳不化，伤食也，下之。吐涎痰热，下之”，并提出虚证亦可下，但下之必先实其母，其云：“凡病先虚，或下之。合下，先实其母，然后下之。假令肺虚而痰实，此可下，先当益脾，后方泻肺也。”金元四大家之一的张从正创立了下法的理论体系，明确提出了下法可推陈致新，调理气血运行。他认为血气郁滞的根本原因是邪气的阻碍，故祛邪为首要，其中下法最为直接，能达到“陈莝去而肠胃清，癥瘕尽而营卫昌，不补之中有真补在焉”。并认为下法不局限于泻下通便，凡具有下行作用的磨积、逐水、泻气等方法都属于下法，开创性地扩大了下法的应用。吴谦《医宗金鉴》亦云：“小儿恣意肥甘生冷，不能运化，则肠胃积滞矣。其症头温，腹热，大便酸臭，嗳气，恶食，烦不安眠，口干作渴。滞轻者，宜木香大安丸消导之；滞重便秘者，宜小承气汤攻下之。”另有“痰盛生惊，牛黄丸攻下之”的记载。可见，下法亦可治疗痰热所致的惊风。下法治疗痢疾也有特效，周学海《读医随笔》中提到：“凡治痢疾，用白芍、槟榔、木香、黄连，此数药皆味极苦涩，性苦沉降也。因痢疾是湿热邪毒，旁渍肠胃细络夹膜之中，苦涩之味能吸而出之，随渣滓而俱下矣。故里急后重用此等药，攻下秽涎而病愈，肠胃络膜之浊气泄尽也。”王大纶在因“气郁壅结不通”而致的噤口噘口脐风中，受孙思邈《千金要方》“小儿始生，其气尚盛，若有患，急需下之，若不即下，或生大疾则难疗矣”的影响，认为“下之一字，非有余之实下，不过用药疏通热毒耳”，善用巴豆作为疏利之品。

1.清热泻下法

本法也称寒下。适用于邪热内结，腑气不通之证。此证多由外感化热，或积滞化热所致。其症表现为腹部坚满，疼痛拒按，大便秘结，兼壮热口渴，烦躁谵语，呕吐气逆，苔黄厚而糙，脉实有力，指纹紫红粗滞。秦景明《幼科折衷》强调了里实热证是下法的适应证，其言：“夫热有轻重不同……有所谓蒸蒸发热，若熏蒸之气，其热在内，属里，乃阳气下陷而入阴中也，法当攻下以涤之。”芝屿樵客《儿科醒》中也论证了这一点：“里邪实，必舌苔黄厚，口燥唇疮，作渴喜饮，大小便秘，腹痛拒按，声音洪壮，伸体而卧，睡觉露睛，手足指热，脉象沉数有力，宜从攻下，如调胃承气汤，或四顺清凉饮之类主之。”同样《儿科要略·儿科特征》指出，脐风“实证大便不通而壮热，可用大黄、玄明粉、黑白丑之属攻下之”。清热泻下法常用方剂如大承气汤、小承气汤、凉膈散、枳实导滞丸等。大承气汤为峻下剂，用于正邪俱盛证。小承气汤力缓，调胃承气汤之力尤缓，属于缓下，用于热结证较轻或正气较弱者。凉膈散为解表通里剂，用于表里俱热，里热内结。枳实导滞丸为导滞通下剂，用于积滞化热，里实不通证。常用于寒下的药物，以大黄、芒硝、番泻叶为主，常结合行气下气破积之品，如槟榔、枳实、厚朴之类。

2.祛寒泻下法

本法也称温下。适用于肠中寒凝内结，闭阻不通证。此证可由暴食生冷，脾阳受伤，不及消化而致，也可因脾胃虚弱，导致水食痰结，阴寒内阻。症见腹部硬满，痛如锥刺，大便不通，四肢不温，或腹水内停，痰闭气厥等，苔白腻或滑腻，脉沉涩。《古今名医方论》云："张路玉曰：白散、备急丸，为热下之刚剂；附子泻心汤、大黄附子汤，为寒热互结，刚柔并济之和剂。近世但知寒下一途，绝不知有温下一法。盖暴感之热结，可以寒下；久结之寒结，亦可寒下乎？是以备急无法所由设也。然此仅可治寒实之结，设其人禀质素虚，虽有实邪固结，敢用刚猛峻剂攻击之乎？"又云："大黄附子汤，用细辛佐附子，以攻胁下寒结，即兼大黄之寒导而下之。"《婴童百问•霍乱吐泻》云："是伤乳，当下之，后和胃，下用白饼子（滑石末、轻粉、半夏末、南星末、巴豆），和胃用益黄散主之。"祛寒泻下法常用方剂如温脾汤、大黄附子汤、三物备急丸等。三物备急丸为峻下攻逐冷积剂，用于阴寒内结，体质壮实的急症，以巴豆为主药，配合干姜、大黄。大黄附子汤、温脾汤相对力缓，常用于一般寒积证，大黄附子汤力专温阳散寒通下，而温脾汤则尚兼益气健脾之功，可用于体弱者。温下剂，一般采用大黄、芒硝通下药配合附子、干姜等温阳散寒药物应用，虽是寒温同用，但以温为主，故附子、干姜之类用药宜重。《汤液本草》云：巴豆"可以通肠，可以止泻，世所不知也"。李东垣治五积属脏，多用巴豆。因此，王大纶对内有郁热或热毒或痰壅或积滞之病证初期，正气未损时，善用巴豆或大黄荡涤郁滞，且多次强调巴豆、大黄必须炮制后方可使用。依据传统炮制法，巴豆去油制霜，大黄用酒泡一宿后晒干，"不制不可轻用"。

3.润燥通下法

本法也称润下。适用于津枯肠燥证。此证多因热病津亏，或素体内热偏胜，导致肠中津液不足，无以下润。症见大便干结，或艰涩难下，或肛裂出血，兼有低热心烦，手足心热，皮肤干燥，口干舌燥，舌干绛等。《诚求集》云："小儿便闭，有痰、食、风、火及气闭、虚闭之不同。""风闭，风搏于肺，传入大肠，风能燥物，以致下极之际而燥结不通，治当益润燥，不得专以祛风为事。所谓治风先治血，若过用风药，是愈燥其燥矣。又有虚闭，血液不足，大肠干涩，宜归、地、麦冬、麻仁、阿胶、苁蓉等味，以滋润之。”“其禀赋阴亏，时常便难，多服六味丸，不可妄与硝、黄、巴豆、牵牛等酷烈之剂，以致变害非轻。”

润燥通下法常用方剂如增液承气汤、麻子仁丸、五仁丸，常用药物如火麻仁、郁李仁、瓜蒌仁、桃仁、蜂蜜。这些药物润肠通便，力量较缓，如五仁丸即以此类药物组成。若燥结较重，可配合大黄、芒硝以及滋阴、行气之品，则润下之力较强，如增液承气汤、麻子仁丸即属此列。

4.逐水攻下法

本法也称逐水法或泻水法。适用于水湿痰饮停聚，闭阻不通之证。此证多见于水肿重症，症见腹水胀满，二便不通，烦闷气急，正如《幼科折衷秘传真本》云：“夫胀者，因饮食劳倦，损伤脾胃，不能健运，水谷聚而不散，以致成胀。实可下之。”也可见于悬饮内停，症见胸膈胀痛，咳嗽气急。不论何证，患儿体质壮实，正气未衰，脉弦滑有力，方可应用本法。逐水攻下法常用方剂如舟车丸、十枣汤，常用药物如甘遂、大戟、芫花、商陆、牵牛子、续随子之类。

5.驱虫攻下法

参见“驱虫法”。

在运用泻下法，尤其是运用峻下、逐水等法时，要充分考虑小儿稚阴稚阳的体质特点，注意把握时机，对急重病病初邪实正气未虚时，当下即下，中病即止，但又不可过于攻下，否则损伤正气，则攻补两难。至于久病正气受损，脾胃虚弱，则不可用下法。正如茹十眉《小儿病》云：“药不可轻用攻下之味，致令下焦虚而上焦热，转成重病，殊途同归足可怯。”曾世荣《活幼心书》也提到：“婴孺痘疮一证属里，首尾无下法。若下之则里虚，毒气何由而发泄，必至传变。大要爱护，庶获全安。”

三、和解法

本法也称和法，是运用和解与调和的方药解除少阳病邪，或调和脏腑气血的方法。和解法包括疏肝解郁法、和解少阳法、调和肝脾法、调和肝胃法。和法的代表方剂包括小柴胡汤、蒿芩清胆汤、四逆散、逍遥散、半夏泻心汤、大柴胡汤等。和法的常用药物有柴胡、青皮、香附、佛手、芍药、枳实、半夏、陈皮等。

和法最早见于用治邪在少阳半表半里、非汗下所宜的张仲景小柴胡汤，后世医家引申其义，把调整脏腑阴阳之偏，如肝脾不和、胃肠不和等的治疗也归于和法范畴。

《医学心悟》云："有清而和，有温而和，有消而和，有补而和，有燥而和，有润而和，有兼表而和，有兼攻而和，和之义则一，而和之法变化无穷焉。"钱乙在临证中，往往采用先调治其脾胃，使中气恢复后再治其本病，或先攻下后调治其脾胃，使中气恢复后再治其本病。如其云："小儿虚不能食，当补脾，使饮食如故，即泻肺经，病必愈。"又云："实食在内，乃可下之，毕，补脾必愈。"钱乙强调脾胃之调理，应用白术散升提中气，这一经验，为后世李东垣的脾胃学说提供了理论依据。《医宗金鉴》以调和脾胃治疗乳滞，"乳滞之儿，其候睡卧不宁，不时啼叫，口中气热，频吐乳片，肚胀腹热，大便酸臭也。但脏腑娇嫩，不可过攻，惟宜调和脾胃为上，以消乳丸消导之。"鲁伯嗣《婴童百问》亦认为，调和脾胃之气，可以消肿去胀，"肿、胀二症，此由虚中有积，久患失治，日渐传变，证候多端。随轻重，察盛衰，审表里，以主治，先固其本，后正其标，斯无恙矣。有湿肿，有毒气肿，伤寒虚肿，泻痢虚肿，气血虚肿；有疳胀，气胀，癥积胀，锁肚胀，腕膈胀，食膨胀，蛔气胀，虚冷积胀。……以上诸症，宜调和胃气，消磨通利，肿胀必然平复矣，如有热，必以葶苈、牵牛等辈以治之，推气丸剂亦可服。"和法亦可治疗痘疹之证，张五云《痘疹诗赋》云："小儿发热，或因惊跌，或因外感，或因内伤，症虽不同，皆足致痘。因惊跌而发热，必目直惊搐，口眼歪斜，当平肝利惊，调和气血。"

江育仁教授提出运脾法属于和法。他说："欲健脾，旨在运；欲使脾健，则不在补而贵在运也。"运脾法，具有补中寓消、消中有补、补不碍滞、消不伤正的功用，属于汗、和、下、消、吐、清、温、补八法中的和法，并以苍术为运脾主药，配伍其他运脾及补脾、清肠、养血等药物组成一系列调理脾胃的方剂，如调脾合剂、儿宝颗粒、壮儿饮口服液、苍葛止泻颗粒、血康糖浆等。

1.和解少阳法

本法适用于邪郁少阳，半表半里证。临床见症以寒热往来，心烦，喜呕，口苦咽干，目眩等为主，是外感热病常见的证候类型之一。常用药物如柴胡、黄芩、青蒿、草果、常山等。

2.调和肝脾法

本法适用于肝气郁结，累及脾胃之证。症见胸胁胀痛，呕恶痞闷，怏怏不乐，或脾气急躁，腹痛腹泻等。常用方剂如逍遥散、四逆散、痛泻要方等，常用药物如柴胡、白芍、当归、陈皮、香附、枳壳（实）、茯苓、白术等。

和法范围很广，以上所举仅择其要。大抵和法的立法用药原则包括攻补兼施、寒温并用、表里双解，但皆以调和为要，不产生汗、吐、下的作用，而使邪去正安。

四、清法

本法即清热法。是运用寒凉的药物清解火热证的治法，此法适用于热性病及其他热证。《素问·至真要大论》云“治热以寒”，“温清之”。在儿科临床上，造成热证的原因很多，有外感时邪，或邪郁肌表，或化热入里；有内伤饮食积滞化热；还有胎毒内蕴，脏腑功能失调等。由于病位不同（如表里、卫气营血、脏腑三焦等），药物属性有别（如甘寒、咸寒、苦寒、辛凉等不同），因此清热方法甚多。对热性病，温病学的主要奠基人叶天士对温病的治疗提出了许多原则，其中最主要的就是对卫气营血四个阶段的治则，即“在卫汗之可也，到气才可清气，入营犹可透热转气……入血就恐耗血动血，直须凉血散血。”故有清卫分、清气分、清营分、清血分之分。对其他热证，则多根据脏腑辨证，针对某脏某腑的热证而立法处方。热证又有实热、虚热之分，实热证治以苦寒清热，虚热证治以甘凉清热。金元四大家之一的刘完素在《素问病机气宜保命集·热论》中云：“小热之气，凉以和之，大热之气，寒以取之。”但在使用清法时又有清散、清降、清泄、清利的区别，清散中又有开散和发散的不同。如凉膈散方中薄荷、连翘辛凉透表以清散，黄芩、栀子苦寒降火以清降，大黄、芒硝清热泻火以清泄。

解除表热的辛凉法和驱除里热内结的泻下法已在前面论述，分列于解表法和泻下法。这里重点介绍清泄气分、清营凉血、清热解毒、清脏腑热诸法的应用。

1.清泄气分法

本法适用于外感热病气分热甚阶段，症见高热烦躁，口渴，汗出舌红，苔黄，脉洪数。常用方剂如白虎汤，常用药物如石膏、知母、黄芩、栀子等。

2.清营凉血法

本法适用于外感热病热入营血阶段，症见壮热神昏，烦躁谵语，夜寝不安，出血发斑，舌红绛，脉细数。常用方剂如清营汤、犀角地黄汤。清营汤以清营分之热为主，热在营分，在清营的同时宜透热转气，故用药除水牛角、生地、玄参、黄连外，尚有银花、连翘、竹叶之类。犀角地黄汤则以清血分之热为主，热入血分易耗血动血，又宜凉血散血，故用药以水牛角、生地、赤芍、丹皮为主。

3.清热解毒法

本法适用于温热、湿热或疫邪壅盛蕴结成毒之证。症见壮热不退，烦躁谵狂，吐衄发斑，头面及肢体疮疖、痈毒、赤肿，咽喉肿痛溃烂，咳吐脓血，大便脓血，小便下血等，见症不一。常用方剂如黄连解毒汤、五味消毒饮、清瘟败毒饮等，常用药物如黄连、黄芩、黄檗、栀子、大黄、银花、连翘、野菊花、紫花地丁、蒲公英、大青叶、板蓝根等。具体运用时应根据热毒所侵犯的部位，选择有关药物配合应用。若毒壅咽喉，配以薄荷、牛蒡子、桔梗、山豆根、山慈姑、马勃、玄参之类利咽解毒；毒结下焦，若小便短赤下血，可配合木通、滑石、车前子、白茅根、大小蓟之类以清热利尿；大便秘结，或有脓血，下痢不爽，可配合大黄、芒硝之类以通便排毒；毒入营血，须配合赤芍、丹参、丹皮、生地之类凉血散瘀。

4.清脏腑热诸法

（1）清心：用于心热的代表方剂有泻心汤、导赤散。

心经热证，有虚实之分，钱乙在《小儿药证直诀》中以导赤散清泻心热，治疗小儿心热，口中气温，或面赤口渴，口舌生疮；芝屿樵客《儿科醒》中说："假如心热，则额间色赤，烦躁惊悸，若饮水或叫哭，属心经实热，宜泻心散以清心火。"吴谦的《医宗金鉴》中提到慢惊风夹热夹痰，症见身热心烦，口溢涎，宜以清心涤痰治之，可选白丸、柴芍六君煎。李用粹《证治汇补·癫因心火》中提到了癫证："有心经蓄热，发作不常，或时烦躁，鼻眼觉有热气，不能自由，有类心风，稍定复作，宜清心汤，加菖蒲或芩、连、花粉、茯神、麦冬、丹参、远志、牛黄之类。"秦景明《幼科折衷》云："有狂痫，亦属阳证。……至长成，小儿才发时，妄言不食而歌，甚则逾墙上屋，弃衣而走，或一日或二日方醒，始因冒热感风，风热内蓄，久则风痰壅结，上迷心也。盖心乃神之舍，偶为邪热攻逼，则神失守而昏乱，名曰狂痫。当疏风化热，清心平肝，镇心下痰可也。"曾世荣《活幼心书》中提到了暑风证，因伏热中暑而发，症见烦躁作渴，神气不清及有惊搐，宜用消暑清心饮。以上皆为实证。而陈复正《幼幼集成》中提到："小儿小便出时，色白混浊，随尿而来，谓之白浊。此心经虚热，宜清心莲子饮。"王肯堂《幼科证治准绳》中提到："小儿睡中惊动，由心肾不足所致，盖心主血与神，肝藏血与魂，肺主气与魄，肾主精与恐，小儿脏腑脆弱，易为惊恐，恐则气下，惊则心无所依，神无所归，且夫人之神气，寤则行于目，寐则栖于肾，今心肾既虚，则不能宁摄精神，故睡中惊动也，治宜清心安神，用茯苓补心汤加酸枣仁、茯神、五味子。"皆属虚证。

这些都是儿科临床上常用的方剂，应根据见症的不同予以选择。

（2）清肝：常用于肝胆热甚的方剂有泻青丸、龙胆泻肝汤、茵陈蒿汤、柴胡疏肝散、柴胡栀子散等。

钱乙在《小儿药证直诀》中以泻青丸清肝泻火，治肝热搐搦，脉洪实，目直视，身反折强直。芝屿樵客的《儿科醒》云："左脸青赤，项强顿闷，目眩瘛疭，此属肝经风热，宜柴胡清肝散主之。"薛己的《保婴撮要》中也提到："若寅卯辰时，热而力盛饮水，肝经实热也，用柴胡清肝散。”“凡肝木之症，若肝木实热生风而自病，或肺金实热而克木，宜用清肝降火之剂，以泻其邪气；若肝经风热而目直等症，用柴胡栀子散以清肝火，加味四物汤以养肝血。”急惊风主要是由热灼筋脉，引动肝风所致，当清肝息风，《保婴撮要》云：惊风，“若惊入心则面赤夜啼，用栀子清肝散加黄连。入肝则面青眼窜，用柴胡清肝散。”《医宗金鉴》中用清肝热法治疗肝疳。肝疳见“面目爪皆青，眼生眵泪，隐涩难睁，摇头揉目，合面睡卧，耳疮流脓，腹大青筋，身体羸瘦，躁渴烦急，粪青如苔之症也。治宜先清其热，用柴胡清肝散、芦荟肥儿丸主之”。外科病证，如肿疡、瘰疬之类，属肝经热证也可用清肝火之法治之。如汪机的《外科理例》中说：“焮肿或发热，清肝解毒”；“肿硬发热，清肝降火”；下疳之证，“肿痛或发热，肝经湿热也。清肝除湿”。

（3）清肺：用于肺热的代表方有泻白散、麻杏石甘汤。

钱乙在《小儿药证直诀》中以泻白散泻肺清热，止咳平喘，治小儿肺盛气急喘咳；曾世荣《活幼心书》也有类似论述：“咳嗽，固有数类，但分冷热虚实，随证疏解。”“有小儿汗出未干，遽尔戏水，亦致伤风咳嗽，外证眼胞微浮，额汗痰鸣，亦宜清肺饮、泻肺汤，与之疏风化痰，解利邪热，小柴胡汤亦可。”“伤风嗽吐，有热生风，有风生痰，痰结胸中，肺气不顺，连嗽不止，和痰吐出，此为嗽吐。痰壅而作，乃为实证，宜祛风化痰，先投清肺饮，次小柴胡汤为治。”万全《万氏家藏育婴秘诀》中说：“咳嗽气上逆，喘嗽有痰，此肺咳也，宜清肺饮主之，喘甚葶苈丸下之。”夏禹铸中的《幼科铁镜》中提到：“小便不通，由肺燥不能生水，当清肺中之热，而滋肾水之源，治宜用黄芩、黄连、天花粉、知母、麦冬、茯苓、木通、甘草，等分服之。”吴谦的《医宗金鉴》中提到了肺疳一病，症见面白，气逆咳嗽，毛发枯焦，皮上生粟，肌肤干燥，憎寒发热，常流清涕，鼻颊生疮。治疗上，先用生地清肺饮以疏解之，继用甘露饮清之。皮肤科病证方面，亦有用清肺法治疗的，如祁坤《外科大成》云：“瘾疹，生小粒靥于皮肤之中，憎寒发热，遍身瘙痒，热微色赤，热甚色黑，由痰热在肺，治宜清肺，降痰解表。”

（4）清脾胃：用于胃热的代表方有泻黄散、白虎汤。

钱乙在《小儿药证直诀》中用泻黄散泻脾胃伏火，治脾热弄舌及口疮口臭，烦渴易饥，口燥唇干。吴谦《医宗金鉴》云："伤食吐，因小儿饮食无节，过食油腻、面食等物，以致壅塞中脘而成也。其症肚腹胀热，恶食口臭，频吐酸粘，眼饱虚浮，身体潮热，治宜清胃和中为主。先用三棱丸止其吐，再用和胃汤化其滞，而病渐愈矣。"消中之证，因脾胃蕴热所致，当清脾胃之火。如陈复正在《幼幼集成》中云："消饥，脾火动而消中，中消于脾，移热于胃，喜多食，食无足时，小便色黄，名曰中消，宜人参白虎，清胃保中。"叶天士也说："善食而饥，乃瘅成消中，膏粱蕴热过也。禁芳草药石，药石发癫，芳草发狂耳。自应清胃，淡薄蔬食，庶可获愈。"《保婴撮要》有胎热的论述，认为胎热是在胎中受热，及膏粱内蕴所致，宜用清胃散之类。张景岳的《景岳全书》中提到走马疳："疹后余毒入胃，久而不散，以致牙龈黑烂，肉腐血出，臭气冲入，名为走马疳，用马鸣散主之，甚者急用人中白、芦荟、使君子、龙胆草、黄连、五灵脂，浸蒸饼为丸，滚水服之，以清胃火。"王肯堂的《汤医证治准绳》认为牙痈属足阳明胃经热毒所致，宜服清胃散、黄连消毒饮，或刺出恶血则愈。

（5）清膀胱热、肾虚热：用于膀胱热甚的代表方有八正散、滑石散等。

膀胱实热多为淋证，《巢氏病源》认为："热淋，三焦有热气，传于肾与膀胱，而热气流入于胞而成淋也。"《圣惠方》："夫小儿小便赤涩不通，由膀胱与肾俱有热故也。肾主于水，膀胱为津液之腑，此二经为表里。而水行于小肠，入于脬为小便，今脏腑有实热，热行于脬，故令小便赤涩不通也。""治小儿壅热，小便赤涩不通，水道中涩痛不可忍，子芩散方 [子芩、冬葵子、车前子、茅根（锉）各一两，滑石二两]。治小儿热极，小便赤涩不通，尿辄大啼，水道中痛方，滑石一两，子芩、车前子、赤茯苓各半两，冬葵子、木通各三分。"钱乙认为，肾无实证，肾热当为肾经虚热。对其治疗治疗，芝屿樵客的《儿科醒》则谓："肾热，则颏间色赤，足不欲覆。若肾与膀胱气滞热结而小便不通，宜五苓散主之。若色微赤，则属膀胱阳虚，阴无所化，宜六味地黄丸主之。"又《幼科折衷秘传真本》曰："肾热病，颐先赤。""滋肾地黄丸：黄檗、知母、桂枝。此方治肾热。"

5.滋阴清热法

本法适用于阴虚内热证，常见于热病后期，或疳证极期。症见低热盗汗，口干颧红，消瘦，手足心热，心烦少寐，舌干绛，脉细数。常用方剂如青蒿鳖甲汤、清骨散等，常用药物如青蒿、鳖甲、银柴胡、地骨皮、秦艽、白薇、知母、生地之类。吴鞠通认为：“以鳖甲蠕动之物，入肝经至阴之分，既能养阴，又能入络搜邪；以青蒿芳香透络，从少阳领邪外出；细生地清阴络之热；丹皮泻血中之伏火；知母，知病之母也，佐鳖甲、青蒿而成搜剔之功焉。再此方有先入后出之妙，青蒿不能直入阴分，有鳖甲领之入也；鳖甲不能独出阴分，有青蒿领之出也。”

使用清法应当注意：清法不宜久用，病去即止，先天体虚儿及病后体弱儿慎用。

五、温法

温法即祛寒法，是通过应用温热性药物以温散寒邪的方法。寒邪有表里之分，表寒应用辛温解表治疗，已在解表法中叙述。这里主要介绍里寒（包括脏腑经络之寒邪）的治法，有温经散寒法、温里散寒法、回阳救逆法。

《素问·至真要大论》云：“寒热之”，“劳温之”。温法包括温中祛寒、温经祛寒、回阳救逆、甘温除热等。温法的常用药物包括附子、干姜、肉桂、吴茱萸、小茴香、丁香、炮姜、艾叶等。表寒当从汗解，里寒则需温里，如叶天士在《幼科要略》中言道：“盖伤寒外受之寒，必先从汗解，辛温散邪是已。口鼻吸入之寒，即为中寒阴病，治当温里，分三阴见证施治。”又如汪机《外科理例》中说：“寒邪所袭，筋挛骨痛，或遍身痛，宜温经络，养血气。”金元四大家之一的李杲治疗脾胃内伤，注重温补，创立补中益气汤、调中益气汤等，临证注重升发脾胃阳气，善用升麻、柴胡等升提之品，组方药味多但用量小，粗末煎汤频服，以适合病情。

温法的代表方剂包括理中丸、小建中汤、四逆汤、黄芪桂枝五物汤、金匮肾气丸等。使用温法，需注意辨证论治，有其证方用其药，以免过度温热伤及阴液。小儿为稚阴稚阳之体，最易耗气伤阴，故使用温法需谨慎，有阴伤者慎用。

1.温经散寒法

本法适用于寒邪阻于经络，血脉不畅，而见肢体关节痹痛拘急，手足厥冷，肌肤硬肿，或发冻疮阴疽，舌淡苔白，脉沉涩。常用方剂如当归四逆汤、黄芪桂枝五物汤、蠲痹汤、独活寄生汤等，常用药物如桂枝、赤芍、当归、川芎、羌活、独活、姜黄、木瓜、鸡血藤、黄芪、附子、细辛等。《幼科指南》云：“小儿平日过食生冷，或卧湿地，以致寒湿内蓄，阴结于内，气滞不行，为日已久深，复为风冷所束，水气所侵，故发时囊冷结硬，牵引小腹作痛，而成寒疝。初得之兼表，以乌头桂枝汤主之；寒甚，金茱丸治之如神也。”

2.温里散寒法

本法适用于寒邪直中脏腑，或久病阳虚，脏腑虚寒，出现身寒肢冷，腹痛肠鸣，呕吐泄泻，泻下清冷，夜啼遗尿，舌淡苔白，脉沉弱。常用方剂如理中汤、吴茱萸汤、附子细辛汤，常用药物如干姜、高良姜、吴茱萸、附子、细辛、川椒等。《幼科铁镜》认为：“胎有寒而下地复感其寒，故即发于半日一日之内，面必青色，唇白，泻白，或昏睡，或腹痛，或口不吮乳，四肢必冷，屈手握掌，或啼哭不已，皆胎寒也。治之切勿认为脐风，当以辨脐风之法辨之，治宜用理中汤加附子。”泄泻、痢疾之病中见虚寒证，当以温里为先。如《小儿卫生总微论方》说：“若小便快而泻，冷泻也，色必清白，谷不化，宜温脾胃止泻。”《儿科醒》云：清冷吐泻，“但察其面色萎黄，肢凉神倦，脉沉无力，安静不渴，此属阳虚生寒，宜五君子煎、理中汤主之。抑或能食之儿，过餐生冷，而见上项诸症，亦理中汤主之。至若证变虚寒，则由元气素虚，五脏亏损，或因寒凉克伐，阳气受伤，而见面青唇黯，吐泻手足并冷，此属脾土虚寒，干姜理中汤主之。若面色皖白，吐泻腹痛，口鼻气冷，属寒水侮土，益黄散主之。”《医学真传》也提到：“痢后则肠垢已竭，下血水乃从阳入阴，胞中并伤，世有下屋漏水之说，则血水其渐也。”“色如酱褐，乃下焦虚寒，亦非善证，当温经散寒。如白沫冻汁，则为寒积。世医有赤属火、白属寒之说，于理亦似，但色赤而中土虚胃气弱，当用温药以从治，不宜以凉药以对治也。”因暑而受寒，称为阴暑，表现为发热头痛，无汗恶寒，身形拘急，肢体酸痛等症状。张景岳认为此病宜温散为主，当以伤寒法治之。关于慢惊之候，亦有温中扶正治疗的记载。如沈金鳌的《幼科释谜》中说：慢惊之候，“须用温中扶里”。《儿科醒》云：“或以病后，或以吐泻，或以误用药饵，或受风寒，而致气微神缓，昏睡露睛，痰鸣气促，惊跳搐搦，如俗所谓慢惊，此属脾肾虚寒之候，宜温补之，详见辨惊风之误论。再其次，则脾肾虚寒之甚，以致吐泻不止，宜附子理阴煎，或六味回阳饮，量儿大小与之。”王大纶的《婴童类萃》中也提到：“慢脾风，或泄泻，或呕吐，或痢久饮食不进，元气虚极，乃变此症，须温脾和胃，扶元气为主，祛风豁痰次之。”南宋的陈文中对痘疹类疾病主张用温补，他习用香砂六君及丁香、肉桂、附子、豆蔻等温补燥热之剂，治疗因气虚疹毒内陷或阳虚欲脱之证，往往有“起死回生之功”。

3.回阳救逆法

本法适用于阳气虚衰，阴寒内盛，或阳气暴脱证，出现四肢厥逆，精神萎靡，下利清谷，甚则面色青灰，气短难续，冷汗淋漓，唇舌灰白，苔灰黑而润，脉微欲绝。须急投回阳救逆，益气固脱剂，如四逆汤、参附汤、参附龙牡救逆汤等。正如《儿科醒》曰：“吐泻，若更兼吃逆，手足指冷，用六君子汤加炮姜、肉桂，如不应，急加附子回阳。”《幼幼集成》云：“如口张、手撒、眼闭、遗尿、鼾声，谓之脱证，盖口张心绝，手撒脾绝，眼闭肝绝，遗尿肾绝，鼾声肺绝，皆元气竭绝之候，惟大进参、附，或可十中救一。”常用药物如附子、干姜、人参、龙骨、牡蛎等，宜大剂频服。参附注射液可静脉滴注，用于急救。

在临床具体运用温法时，应注意辨证精确，根据寒邪的轻重、病位的浅深、病情的缓急，选择用药。特别对急重症，因小儿易虚易实，易寒易热，容易出现虚实夹杂或真寒假热、真热假寒的情况，对于热深厥深的真热假寒证，不可误用。此外，对于虚性病证，在使用温法时，也要注意不可过用、久用，以免温燥伤阴。

六、消法

消法的范围很广，广义的消法包括消散癥瘕、痞积、食滞、蓄水、痰核、瘰疬、痈疽疮肿等多种病证；狭义的消法主要指消食导滞，又称消导法。这里主要介绍消食导滞、消痞化癖、软坚散结三法。消法的代表方剂包括保和丸、枳实导滞丸、木香槟榔丸、血府逐瘀汤、通窍活血汤、桃核承气汤等，消法的常用药物有山楂、神曲、莱菔子、鸡内金、川芎、丹参、红花、三棱、莪术等。

陈复正认为："饮食之积，必用消导。消，散其积也。导，行其气也。脾虚不运则气不流行，气不流行则停滞而为积。或作泻痢，或成癥痞，以致饮食减少，五脏无所资禀，血气日愈虚衰，因致危困多矣。故必消而导之，轻则和解常剂，重必峻下汤丸。"此外，他还提倡用攻下去积药之前，应该先服六君子汤以补益胃气，以免因消积而损伤胃气。使用消法时当注意，消痞化积药中有些药较峻烈，小儿当慎用，以防伤正。

1.消食导滞法

本法适用于由于伤食或脾运失健导致的饮食积滞证，如积滞、厌食以及呕吐。常见脘腹胀痛，不思饮食，呕吐酸腐，泄泻秽臭或有不消化乳食等主要症状。

陈复正在《幼幼集成》中云："小儿之病，伤食最多，故乳食停滞，中焦不化而成病，必发热恶食，或噫气作酸，或恶闻食气，或欲吐不吐，或吐出酸水，或气短痞闷，或腹痛啼叫，此皆伤食之候也，便宜损之。损之，谓姑止之，勿与食也，使其自运。经谓伤之轻，损谷则愈矣。损之不减，则用胃苓丸以调之；调之不减，则用保和丸以导之；导之不去，则攻下之，轻则木香槟榔丸，重则消积丸。"吴谦《医宗金鉴》亦云："小儿恣意肥甘生冷，不能运化，则肠胃积滞矣。其症头温，腹热，大便酸臭，嗳气，恶食，烦不安眠，口干作渴。滞轻，宜木香大安丸消导之；滞重便秘，宜小承气汤攻下之。"消法亦可用于吐泻痢疾之证，如万全《万氏家藏育婴秘诀》中提到："寒吐，乳片不消，多吐而少出，面白眼慢，气缓神昏，额上有汗出，脉息沉微，宜温中消食，轻者胃苓丸煨姜汤研碎服之，不止，用理中丸加藿香，如诸药不止，以参香散治之。"《婴童百问》中也有"伤食泻时，不宜便补，先用消食药，或用紫霜丸，取其积尽，然后可补"的记载。张景岳认为，痢必由乎积滞，故曰"无积不成痢"。"治痢初起，必用消积导滞，以推荡为法。"张五云在《痘疹诗赋》中提及，小儿因伤食而发热以致患痘疹，"口气必酸臭，粪色必白，当于清热剂中兼消食调胃"。王肯堂的《幼科证治准绳》也有关于消食法治疗痘疹的记载："小儿饮食过度，伤损脾胃，或饱闷，或吞酸，或吐泻，未愈而痘随出焉，医家谓之风燕失巢。痘全资脾胃，急宜消食理脾，消导饮、磨积散相兼而用可也。"

常用方剂如保和丸、消乳丸、枳实导滞丸、肥儿丸。保和丸、消乳丸用于消食为主；枳实导滞丸则消导通下，用于食积内阻；肥儿丸则消补相兼，用于脾虚积滞证。常用药物，用于消食的有神曲、麦芽、谷芽、山楂、鸡内金等，用于导滞的有莱菔子、枳壳（实）、槟榔、厚朴等，用于健脾助运的有苍术、白术、茯苓、人参、黄芪等。由于食滞内停，易致化热，故在消食导滞的同时常配合清热药，如胡黄连、连翘、栀子、芦荟、龙胆草之类。

2.消疳化癖法

本法适用于疳积癖瘕，其症表现为形体消瘦，毛发皮肤干枯，肚大青筋，腹中癖块，饮食异常，二便不调，烦渴多饮等。常用方剂为消疳理脾肠、集圣丸、千金消癖丸等，常用药物芦荟、蛤蟆、三棱、莪术、阿魏、红花、胡黄连、青黛、枳实、槟榔等。若脾虚见症明显，可配合人参、白术、茯苓攻补兼施，千金消癖丸即属此类。消食导滞为治疳积之大法，沈璠说："童年而小便混浊，乃疳积也。热久则腹胀，肌肉消瘦，即幼科所谓疳火，且脉息数大，内火消烁，所以善食，理宜清火消积之药治之。"《保婴撮要》中也提到："凡饮食停滞，痰涎壅满而见惊症，实因脾土虚弱，不能生金，金虚不能平木，故木邪妄动也，宜健脾消食，其症自愈。"

3.软坚散结法

本法适用于内外痈疮肿块、瘰疬结核。常用方剂如仙方活命饮、消瘤五海饮、内消瘰疬丸、大黄䗪虫丸。仙方活命饮多用于外科痈疖疮肿，消瘤五海饮、内消瘰疬丸多用瘿瘤瘰疬，大黄䗪虫丸主要用于体内癥瘕肿块。

常用药物如乳香、没药、穿山甲、贝母、白芷、天花粉、三棱、莪术、夏枯草、马勃、白僵蚕、海藻、昆布、海蛤粉、牡蛎等，常配合清热解毒或益气活血药物使用。

在应用消法治疗时，应根据病证的不同进行选方用药。食滞和疳积，是脾胃病证，以消食导滞、化积消疳为主。但积有久暂，疳有轻重，又宜结合行气通下，清热补虚为治，若疳积腹中有癖块，又宜活血化瘀消癖。至于瘿瘤、瘰疬、疮疖、痈肿等病因复杂，在运用消法（以消瘀散结软坚为主）时又宜结合致病原因以及体质强弱，配合有关疗法进行治疗。

七、祛痰（饮）法

痰饮为水湿凝聚而成，是人体的病理产物，又是致病因素，无处不到，致病甚为广泛，如咳嗽、癫痫、昏迷、肢体瘫痪以及瘰疬结核等。祛痰（饮）法即是通过化痰涤痰，以消除痰饮这一病理产物及致病因素的治法，常与宣肺、健脾、行气、燥湿、开窍、通络及软坚散结结合运用，可参见有关治法。

谈金章认为："痰在胁下，非白芥子不能通达；如在皮里膜外，以姜汁、竹沥导之；如在四肢，非竹沥不能开。二陈汤善治人一身有痰，如在上加上引药，如在下加下引药。润下丸降痰最妙，青礞石丸重在风化硝。小胃丹能损胃，食积痰用之，然不宜多服。苍术治痰饮成窠囊极效。海石能治热痰，降湿痰，软结痰，消顽痰最效，可入丸子，不可入煎药。竹沥能治膈间有痰，或癫狂或健忘或内痰最妙，又能养血。荆沥治痰稍重，用此二味效速且稳当。二沥治痰结在皮里膜外及经络，必佐以姜汁。韭汁治血滞不行，中焦留饮，始服胸中烦躁，后自愈。气实热痰，吐难得出，或成块及兼气郁，难治。久嗽，风邪壅滞，肺逆黏痰，宜补肺化痰。暴嗽，涕唾稠黏，宜祛风清肺为主。气嗽，肚疼胀满，开脾下气为主。"

这里重点介绍温化痰饮、清化痰饮和涤痰逐饮法。

1.温化痰饮法

本法适用于寒痰（饮）内停证，常见咳嗽痰喘，痰液稀白有泡沫，呕恶痞闷，头晕目眩，肢体欠温，口中不渴或渴不多饮，苔白腻。

《小儿卫生总微论方》云："又有停饮作痰，由儿乳饮失宜，致脾胃不和，停滞其饮不散，留结成痰。若随气上干于肺而嗽，此为痰嗽。若不嗽，则肺壅不利，咽塞唾涎，胁腹膈滞。"治痰饮咳嗽予马兜铃丸。

常用方剂如二陈汤、三子养亲汤、小青龙汤、导痰汤、止嗽散等，常用药物如陈皮、半夏、苏子、莱菔子、白芥子、杏仁、前胡、南星、百部、紫菀等。

2.清化痰饮法

本法适用于热痰（饮）内停证，常见咳嗽痰喘，痰黄而稠，或咳出不易，烦躁口渴，舌红，苔黄而腻。

《幼科指南》云：“火盛则痰多燥黏，故气逆喘咳，夜卧不宁，面红口干，小便黄赤。轻者，用清气化痰丸清之；重者，用苏葶滚痰丸平之。”

常用方剂如清气化痰汤、清金化痰汤、贝母瓜蒌散、黛蛤散等，常用药物如瓜蒌、贝母、桑白皮、天竺黄、竹沥、青黛、海蛤粉。

3.涤痰逐饮法

本法适用于痰饮重症，如癫痫、悬饮等。用于悬饮气逆心悸、咳喘胸痛的有十枣汤、大陷胸汤、己椒苈黄丸等，常用药物如甘遂、芫花、大戟、大黄、葶苈子、黑白丑、车前子等，有峻下逐水涤痰之功，应用时宜中病即止，不可过量，体弱儿、正气已虚者也不宜使用。用于癫痫猝倒，癫狂惊悸，或咳嗽痰稠而多的有礞石滚痰丸，常用药物如礞石、沉香、大黄、石菖蒲、竹沥、天竺黄等。如《幼科指南》云：“痰痫，因小儿平素自己多痰，或偶因惊热，遂致成痫。发时痰涎壅盛在喉间，气促昏倒，口吐痰沫。宜先服一捻金，以急下其痰，次与朱衣滚痰丸，则气顺痰清，而痫自止矣。”用于风痰阻络而见痰涎壅盛，喉中如拽锯，或人事不省，或口眼歪斜，肢体瘫痪，有稀涎散、青州白丸子、三生饮之类，常用药物如皂角刺、白附子、半夏、天南星等。

八、祛湿（水）法

本法即祛除体内水湿停渍的方法。适用于水肿、泄泻、黄疸、痰饮、小便不利等病证。湿有外湿、内湿之分，外湿因感受湿邪所致，内湿由脾胃失调，湿浊内生。湿邪为病，无处不到，病证表现广泛而复杂，又常与风、寒、暑、热相合为病，故治疗又常与疏风、散寒、祛暑、清热相结合。

《幼科折衷秘传真本》对此有详细分析，其曰：“丹溪曰：同是湿热，如盦面相似，所谓知其要一言而终。或伤寒热病，阳明内实，失于汗下，以致湿热怫郁内甚，令人变黄病也。又有疳泻，皮黄发竖，青筋肚大，肌肉消瘦，身面俱黄，此实肝病，故有是症，宜作疳治愈矣。治疸之法，用五苓散倍加茵陈，或茵陈汤加茯苓渗湿之品，无不应手获效。

又曰湿在上宜汗，湿在下宜利小便，或二法并用。又有小儿初生，遍体俱黄，两目厚如金色，身发壮热，是名胎黄，因儿在腹中，母受极热耳。乳母须服生地黄汤。”

但单独就湿而言，有化湿、利湿、逐水三大法则。

1.化湿法

化湿法主要有芳香化湿、苦温燥湿两法。芳香化湿法是应用芳香药物宣化湿邪的方法，适用于表湿和上、中二焦湿证，其症状表现有发热不扬，汗出不透，面色苍黄，脘腹痞闷，恶心呕吐，大便泄泻，肢体倦怠，头重身痛，苔或如积粉，或滑腻，脉濡，常用方剂如藿香正气散及其类方，常用药物如藿香、佩兰、白豆蔻、砂仁、石菖蒲。苦温燥湿法是应用苦温香燥药物燥湿化浊的方法，适用于中焦湿证，其症状表现有恶心呕吐，大便泄泻，脘腹胀痛，痞闷纳呆，苔滑腻，脉濡，常用方剂如平胃散，常用药物如苍术、厚朴、草果、半夏、砂仁、草豆蔻。芳香化湿与苦温燥湿常结合应用，相得益彰。吴鞠通创制三仁汤，为治疗湿温初起，邪恋气分，气机失宣之主方，具宣上、畅中、渗下之功，而为清热利湿、宣达气机之剂，故临床上，凡湿邪伤人，弥漫三焦，气机不利之诸证，见舌苔白腻，脉来濡滑，皆可用本方化裁治疗。

2.利湿法

利湿法有淡渗利湿和温阳利水两法。化湿法用以祛除体内弥漫无形的湿邪，利湿法则用以消除停聚有形湿邪，并使之从小便排出，淡渗利湿法则应用淡渗利尿的药物通利小便，排除水湿之邪。其症状表现有泄泻，水肿，小便不利，黄疸等，常用方剂如五苓散、五皮饮等，常用药物如茯苓、泽泻、猪苓、薏苡仁、车前子、滑石、木通、赤小豆、金钱草等。温阳利水法是在淡渗利湿的基础上配合温阳化气的药物进行治疗，因水为阴邪，易致脾肾阳虚，而脾肾阳虚则气化失职，水湿停聚，其症状表现为泄泻，水肿，小便不利，兼阳气不足，如形寒肢冷，水肿严重，脉沉迟，常用方剂如五苓散、真武汤、实脾饮等，常用温阳化气的药物有桂枝、附子、干姜、椒目等。万全在《幼科发挥 • 原病论》中指出：“水肿，土虚火不旺也。”并在治疗中一再强调“不可妄用汗下”，应调理脾胃。《幼科发挥 • 肿病》云：“如肿久不消，气实能食，宜利其水，商陆胃苓丸主之。”“如气弱食少，只以补脾为主，脾属土，土能胜水，脾强则水去，而肿消矣，宜参苓平胃散加藿香叶、紫苏叶、木香、砂仁，为丸服之。”《万氏秘传片玉心书·浮肿门》中也强调：“凡小儿浮肿，又加喘急，此脾传肺也，当专治脾而兼治肺，日服加减胃苓汤，夜服葶苈丸。如先喘急而后面目浮肿，此肺传脾也，当专治肺而兼治脾，日服葶苈丸，夜服胃苓汤加麻黄、杏仁。如先浮肿而后腹胀，此表邪传里也，只以加减胃苓汤主之。凡浮肿，不可妄用汗下，更不宜大戟、甘遂、牵牛之类，以伤元气。”

3.逐水法

逐水法即逐水攻下法，参见下法。

此外，水湿与痰饮为同源异流，治疗上可互相参照，结合应用。

九、祛风法

风有内风、外风之分，祛风法是使外风去除、内风平息的治疗方法。祛除外风法主要有疏风解表法、疏风通络法、祛风止痉法，平息内风法主要有平肝息风法。

1.疏风解表法

本法适用于外感风邪表证，常表现为风寒、风热表证，参见解表法。

2.疏风通络法

本法适用于风邪或风湿阻滞经络之证，其症状表现为头身疼痛，骨节痹痛，肢体麻木，伸屈不利，或废而不用。

常用方剂如川芎茶调散以治头痛为主，独活寄生汤以治关节疼痛，肢体麻木不利，甚则废而不用。常用药物如羌活、独活、防风、细辛、川芎、秦艽、牛膝、木瓜等。

3.祛风止痉法

本法适用于风中经络、脏腑，而致口角歪斜，肢体拘急，痉挛抽搐，或瘫痪等证。常用方剂如止痉散、五虎追风散、玉真散等，常用药物如蜈蚣、全蝎、白僵蚕、蝉蜕、地龙、防风、钩藤等。《幼幼集成》载破伤风证治：“小儿或因跌仆，或刀斧破伤，风邪暗袭，伤处发肿，谓之破伤风，速宜治之，不然则发痉矣。内服疏风活血散，外以紫金锭涂之。

疏风活血散，治小儿破伤风，已痉未痉皆治。”

4.平肝息风法

本法适用于热陷厥阴肝经，导致热盛动风之急惊风证，或热病伤阴导致肝肾阴虚，水不涵木，虚风内动之慢惊风证。常用方剂，用于实热动风的如羚角钩藤汤，用于虚风内动的如大定风珠。虚实两证均可选用平肝息风药物，如钩藤、天麻、白僵蚕、全蝎、蜈蚣之类。但实热宜重镇息风为主，如羚羊角、石决明、代赭石、牛膝，并配合清热凉肝泻肝之品；虚风宜滋水涵木，酸敛息风为主，如龟板、鳖甲、龙骨、牡蛎、白芍、五味子、木瓜、乌梅等。

钱乙《小儿药证直诀》肝热条中说：“手寻衣领及捻物，泻青丸主之。”在目内证条中说：“青肝热，泻青丸主之。”说明肝热内盛则见欲作惊搐，其治以泻青丸，泻肝火，散风火，通窍醒脑，柔肝息风。对于肝外生风，“呵欠顿闷，口中气热，当发散，大青膏（天麻、白附子、青黛、蝎尾、乌梢蛇肉、朱砂、天竺黄）主之。”若肝虚气郁则见呵欠，肝虚胃弱可见咬牙，此时可用补肾滋肝，壮水荣木之法，如地黄丸。《幼幼新书》云：“《圣惠》治小儿中风，面引口偏，身体拘急，舌不能转，宜服生地黄饮子方：生地黄汁、竹沥各三合，独活末三分。”

吴鞠通认为：“肝主血，肝以血为自养，血足则柔，血虚则强，故曰本脏自病。”“治本脏自病法，一以育阴柔肝为主，即同产后血亡致痉一例，所谓血足风自灭也。六味丸，复脉汤，三甲复脉三方，大小定风珠二方，专翕膏，皆可选用。”

疏风通络药物有镇痛、解热、解痉、抗风湿、抗癫痫作用，常用于风湿性疾病、小儿麻痹症以及癫痫等；祛风解痉药物以解痉镇静为主，对破伤风、癫痫等病证效果较好；平肝息风药物也是以镇静解痉为主，还能降压，主要用于高热惊厥，以及许多感染性疾病导致的中枢神经症状。上述三类药物的功效，从中医理论来看都具有祛风作用，但小儿稚阴稚阳，祛风搜风之品多香窜燥烈，易伤阴液，故在临床使用时应予注意。

十、润燥法

润燥法是应用清润滋阴生津的药物治疗感受燥邪或体内阴津枯燥病证的方法，儿科临床常见的燥证主要有肺津受伤和胃肠津伤两种，前者宜清肺润燥法，后者宜滋胃润肠法。

1.清肺润燥法

本法适用于肺燥咳嗽，声音嘶哑，痰少黏稠，唇鼻干燥，咽喉干涩疼痛等症。常用方剂如清燥救肺汤、桑杏汤、沙参麦冬汤等，常用药物如桑叶、桑白皮、杏仁、瓜蒌、枇杷叶、麦冬、天冬、天花粉、梨皮、五味子等。

叶天士认为，若系燥邪为患，则强调“以辛凉甘润之方，气燥自平而愈”，其中凉燥“只宜葱豉汤（葱白、淡豆豉），或苏梗、前胡、杏仁、枳、桔之属”，“慎勿用苦燥，劫灼胃汁”，热燥则只宜辛凉轻剂，即病热厥逆，亦须“大忌风药”。

2.滋胃润肠法

本法适用于津伤便秘，口干齿燥，舌绛苔干等症。常用方剂如润肠丸、五仁丸、麻子仁丸等，常用药物如玄参、生地黄、麦冬、石斛、火麻仁、郁李仁、瓜蒌仁、当归、何首乌等。

叶天士认为，胃液亏损，当以甘寒，轻者多用麦冬、玉竹、沙参、石斛、扁豆、甘草、糯稻根须、蔗浆等养阴益胃；重者用《金匮要略》麦门冬汤之甘缓；若元气伤残，脏液大亏，症见脉虚细、夜热畏寒、倦怠、口渴、汗出，则以复脉汤加减。

由于润燥剂多滋腻，有恋邪之弊，故对外邪未尽，或水湿痰浊内停，饮食积滞未化等证，应当慎用。

十一、理气法

理气法是通过运用行气、降逆、升提的药物疏通郁滞，调理气机，来达到治疗气滞、气逆、气陷等病证的方法。

1.行气法

本法适用于气机郁滞证，如胸膈、脘腹、两胁胀满疼痛，嗳气叹息，大便或秘或滞而不爽。胸膈气郁，常用瓜蒌薤白汤、枳实薤白桂枝汤等，常用药物如瓜蒌、薤白、苏梗、厚朴、枳壳（实）、桔梗、麻黄等；胃肠气滞，常用匀气散、木香顺气散、天台乌药散等，常用药物如木香、香附、槟榔、厚朴、枳实、莱菔子、莪术、乌药、陈皮等；肝郁气滞，常用逍遥散、柴胡疏肝散、金铃子散等，常用药物如柴胡、香附、香橼、佛手、郁金、川楝子、乌药、茴香等。朱丹溪认为：胃中有热，膈中有痰，令人时常呕吐清水，作嗳吞酸等症，用二陈汤，加姜汁炒黄连、山栀、苍术、川芎、香附、砂仁、神曲、山楂，少加木香以行滞气，再加姜汁冲服。

2.下气降逆法

本法适用于气机上逆证，如呕吐、呃逆、咳嗽、哮喘等。胃气上逆，常用半夏泻心汤、橘皮竹茹汤、旋覆代赭汤、丁香柿蒂散等，常用药物如半夏、陈皮、竹茹、枳实、旋覆花、代赭石、丁香、沉香、柿蒂等，并常结合行气之品使上逆的胃气下降，若大便不通还可结合通下法以通下降逆。肺气上逆，常用苏子降气汤，常用药物如苏子、厚朴、杏仁、枳实、陈皮、半夏、葶苈子、桑白皮、瓜蒌，常结合宽胸理气或通下之品，使肺气得以宣降。

朱丹溪认为：喘，新病气实，故用桑白皮、葶苈子、麻黄、杏仁。有痰声而喘，降痰为先；呼吸促而气喘，降气为主。《幼科指南》云："若肺虚外无风邪所伤，内无痰涎壅塞，惟气逆喘急，以加减苏子降气汤降其逆气，其喘自愈。"万全《万氏家藏育婴秘诀·惊风诸证》论及肺炎喘嗽、肺胀的危急证候时云："小儿肺胀，喘溺，胸高气逆，两胁扇动，鼻张闷乱，嗽喝声嗄，痰涎潮塞，俗谓之马脾风，宜雄黄夺命散主之。"《万氏家藏育婴秘诀·喘》云："有小儿胸膈积热大喘，此肺胀也，名马脾风，用牛黄夺命散（白牵牛、黑牵牛、大黄、槟榔）主之。"

3.升提气机法

本法适用于气机下陷证，如泄泻、脱肛等。常用方剂如升阳益气汤、升阳益胃汤、补中益气汤等。李东垣认为，"风药皆升"，祛风药物大都具有升提作用。常用药物如升麻、柴胡、葛根、黄芪、羌活、防风、桔梗等。气机下陷常因气虚所致，又称气虚下陷，故用药常结合健脾益气之品。如《幼科指南》云："脱肛一症，因泻痢日久，中气下陷，肠胃薄瘦，肛门滑脱不收。现证面色青黄，指梢冷，脉来沉细，唇色淡白，先以补中益气汤升举其气，再以真人养脏汤温补固滑，外用涩肠散敷上，其肠自合矣。”

在应用理气法时，除根据中医辨证选用行气、降逆、升提等不同治法外，还常与其他治法结合应用，特别与化痰、利水、活血等治法关系密切。此外，理气方药大多香燥窜烈，易耗气伤阴，小儿稚阴稚阳，更应注意，勿使过量。

十二、调血法

调血法是调整血液不正常运行的方法，即通过活血化瘀和止血的方法来治疗血脉瘀滞（血瘀）、血流脉外（出血）证。

1.活血化瘀法

本法适用于血流不畅、瘀血停滞的各种证候，如外伤瘀血肿痛，癥瘕包块，皮下紫斑，唇舌紫暗，脉涩不利等。根据血瘀程度的轻重及导致瘀血的原因或兼夹证，在选方用药上又有区别。用于温经活血的如当归四逆汤、补阳还五汤等，常用药物如当归、川芎、桂枝、桃仁、鸡血藤、红花、丹参等，并结合温通益气之品；用于凉血散血的如清营汤、犀角地黄汤之类，常用药物如丹皮、赤芍、丹参等，并结合清热凉血之品；血府逐瘀汤、通窍活血汤、膈下逐瘀汤、少腹逐瘀汤、身痛逐瘀汤等是治疗瘀血的代表方剂，主要针对瘀血的不同部位、脏腑而设；若瘀血成癥瘕肿块，体质壮实，则宜破血消瘀，如大黄䗪虫丸、抵当汤之类，常用药物如水蛭、虻虫、干漆、䗪虫、血竭、乳香、没药、大黄、芒硝、三棱、莪术等。

清代医家王清任在继承前人思想的基础上，发展了气血理论，认为“治病之要诀，在明白气血，无论外感内伤……所伤无非气血”，所著《医林改错》，集活血化瘀法之大成。其治疗小儿疳证亦用活血化瘀之法，王氏认为：“疳病初起，尿如米泔，午后潮热，日久青筋暴露，肚大坚硬，面色青黄，肌肉消瘦，皮毛憔悴，眼睛发黄。”“午后潮热，至晚尤甚，乃瘀血也。青筋暴露，非筋也，现于皮肤，血管也，血管青，内有瘀血。至肚大坚硬成块，皆血瘀凝结而成。用通窍活血汤，以通血管；用血府逐瘀汤，去午后潮热；用膈下逐瘀汤，消化积块。三方轮服，未有不愈者。”

2.止血法

本法适用于各种出血证，如吐血、咳血、呕血、便血、尿血、衄血、皮下出血等。若因热盛迫血妄行而致出血，如急性血液病、传染病或其他感染性疾病出血，证属实热，宜凉血止血法，常用方剂如十灰散及清营汤、犀角地黄汤、化斑汤等，常用清热凉血药物，常配合凉血止血药物，如生地黄、大黄、侧柏叶、大小蓟、白茅根、地榆、槐花等。若因气虚失于摄统，而致血不归经出血，常见于慢性出血，证属虚寒者宜益气摄血法，常用方剂如归脾汤、黄土汤等，在重用益气药物的同时配合敛涩止血药物如仙鹤草、血余炭、白及、藕节、棕榈等。而对吐血的治疗，《儿科要略》以一言蔽之：“新病吐血，先宜行瘀，再进和络，久病吐血，则宜止涩之”。

活血化瘀药物多为峻烈之品，小儿元气未盛，应用时应当审慎，不可滥用。止血药物均具有止血作用，在采用止血治法时还常根据辨证配合温通、清凉、利尿、化痰等治法，所以止血方剂除具有止血作用外，还兼有消除出血原因或诱因的作用。此外，在临床应用时还应针对出血部位的不同加以选择，如十灰散可用于各种出血，小蓟饮子用于尿血，槐花散用于便血等。对于急性大量出血，有可能或已经造成脱证时，则不管何种原因，何部位出血，皆应益气固脱止血，宜大剂独参汤。

活血化瘀与止血两法，虽然作用各异，但两者之间又有联系，常互相兼顾而施，相互为用。这是因为血瘀可造成出血，出血又可致血瘀，在病机上相互影响，在临证应用时应视何为主，分清轻重缓急而施治。

十三、补法

补法即补益法，或称补虚法，是通过运用补养扶正的药物治疗气血阴阳不足、脏腑虚损的方法，一般可分补气、补血、补阴、补阳四大类，并宜结合五脏之虚补益五脏。

《素问·至真要大论》云：“虚补之”，“损益之”。《素问·阴阳应象大论》云：“形不足者，温之以气；精不足者，补之以味。”补法常用的药物有人参、黄芪、白术、山药、鹿茸、补骨脂、当归、熟地、阿胶、南北沙参、麦冬、枸杞子等。

程文囿说：“小儿如初生萌芽，不惯风日，攻伐宜少，补益宜多。”何廉臣认为：“皮寒气少，饮食不入，泄利前后，脉细欲绝，此为五虚，皆宜补益。”《儿科醒》云：“小儿虚证，无论病之新久，邪之有无，但见面色青白，恍惚神疲，口鼻虚冷，嘘气怫郁，肢体倦怠软弱，喜热恶凉，泄泻多尿，或乍冷乍温，呕恶惊惕，上盛下泄，夜则虚汗，睡而露睛，屈体而卧，手足指冷，声音短怯，脉象缓弱虚细，是皆属虚之证，急宜温补脾胃为要，仍须分别以治之。如气虚者，四君子汤。血虚，四物汤。气血俱虚，八珍汤。气虚自汗者，四君子汤。血虚发躁者，当归补血汤。表虚者，宜固其气。里虚者，宜实其中。阳虚恶寒者，宜温分肉。阴虚发热者，宜滋肾肝。脾肺气虚者，四君子汤、五味异功散、补中益气汤。肝肾血虚者，六味丸、加味四物汤。汗后阴虚，阳无所附而热者，四物加参、芪。汗后阳虚，阴无所附而热者，四君加芎、归。久事表散，而身热不退者，阳气虚也，补中益气汤。过用攻下，而滑泄不禁，脾肾虚也，六神散、胃关煎。又虚必生寒，宜详寒论。至于虚热，亦详见热论。此外虚证尚多，详见各条，宜并玩之。”

1.补气法

本法适用于气虚证，症见面白气弱，神疲乏力，头晕自汗，食少腹胀，舌淡，脉弱。脾胃为气血生化之源，补气多从健补脾胃入手，脾运则健，故健脾益气又须结合助运。常用方剂如四君子汤、异功散、补中益气汤等，常用药物如黄芪、人参、白术、炙甘草等。若元气大虚，或虚衰欲脱，则宜用独参汤；若气虚下陷，或气不摄血，可用补中益气汤或归脾汤。关于泄泻，《医宗金鉴》中提到，脾虚泻治以参苓白术散补脾，其泻自止；飧泻，属脾虚气陷的，用补中益气汤，属脾肾虚寒的，用四神丸。

2.补血法

本法适用于血虚证，症见面白唇淡，头晕目眩，心悸乏力，舌淡，脉细。由于血不能自生，只能靠脾胃的滋养化生，故补血常结合益气，即益气补血。常用方剂如当归补血汤、四物汤、人参养荣汤等，常用药物有黄芪、当归、人参、黄精、白芍、熟地黄、川芎、紫河车、阿胶、枸杞子、桑葚子等。如《幼科证治准绳》云：“若出血作渴烦躁，面赤色，血脱也，宜用当归补血汤。”又《保婴撮要》云：“若汗下后，烦渴面赤，血虚发躁也，用当归补血汤。”

3.补阳法

本法适用于阳虚证，症见形寒肢冷，面色皖白，精神萎靡，腰膝酸软，泄泻清冷，完谷不化，遗尿水肿，发育迟缓，舌淡，脉沉弱。阳虚证以脾肾为主，脾阳虚弱宜温补脾阳，常用理中汤、附子理中汤等，常用药物如干姜、吴茱萸、人参、炙甘草、附子等；肾阳虚弱宜温补肾阳，常用肾气丸、右归饮等，常用药物如附子、肉桂、肉苁蓉、巴戟天、淫羊藿、补骨脂、鹿茸等。补阳亦可治疗痘疹，如《新订痘疹济世真诠》云：“所谓虚之甚，阴有余阳不足，而寒自虚生，宜用温热之剂补之也。”《慈幼新书》云：“大附子（味辛甘，气大热，其性走而不守，可升可降，阳中之阳也）补阳气不足，温暖脾胃，治四肢厥逆，寒战咬牙，痘色灰白，痒塌。然非唇舌淡莹，切不宜投，但见唇舌转红，即当撤去。凡姜、桂、丁、附，过用则损目发痈，最宜详慎。”

4.补阴法

本法适用于阴虚证，症见形体消瘦，低热盗汗，心烦少寐，颧红唇干，手足心热，舌干绛，脉细数。阴虚证以肝肾为主，宜滋肾养肝，常用方剂如六味地黄丸、左归饮等，常用药物如地黄、山茱萸、何首乌、白芍、龟板、鳖甲、玄参、知母、女贞子等。若为肺胃阴虚，多见于热病伤津，宜养阴生津，常用方剂如沙参、麦冬汤、玉女煎等，常用药物如沙参、麦冬、天冬、石斛、玉竹、玄参、知母、天花粉、生地黄等。如《幼科切要》云：“小儿盗汗为阴虚，每于睡后满身有汗，宜用四物汤加龙骨、牡蛎、浮小麦、五味之属，以养其阴。”

补法的正确运用应在辨证基础上，特别是补血、补阴的方药大多滋腻而有碍脾的运化，临床运用时应注意脾胃运化功能，以防虚不受补。古人云：善补阴者当于阳中求阴，善补阳者当于阴中求阳。反映了阴阳互根、相互消长为用的科学道理，这是运用补法时应注意的。

此外，补益方药是为补虚救偏而设，要防止长期大量服用补益药物作为小儿保健营养的不正确做法，由于上述药理方面的效应，长期大量服用可能导致性早熟等不良后果。

十四、涩法

涩法又称敛法、收涩法、固涩法等，是应用收敛固涩的药物达到固表敛汗、敛肺止咳、纳气平喘、涩肠止泻、缩尿止遗、回阳固脱等治疗作用的方法。一般来说，涩法多与补法结合应用，因为汗、尿等体液由气血化生，津液散脱遗漏常因虚所致，或由于大量散脱而造成虚衰，所以往往补涩结合。

1.固表敛汗法

本法适用于表虚不固的多汗自汗之证。常用方剂如牡蛎散，常用药物如黄芪、大枣、牡蛎、浮小麦、凤凰衣、麻黄根等，黄芪宜重用。万全对于小儿汗证的论述非常详细，他在《万氏秘传片玉心书·诸汗门》中指出：“如大病后，气血尚弱，液溢自汗，或潮热，或寒热，发过之后，身凉自汗，日久令人黄瘦，失治则变为骨蒸疳痨，黄芪固真汤（黄芪、人参、白术、甘草、当归、麦冬）主之。”“凡诸汗症，服前药不止，俱加牡蛎、蛤粉，或止汗散调之。”

2.敛肺止咳法

本法适用于肺虚久咳。常用方剂如补肺阿胶散、九仙散（《医学正传》方），常用药物如马兜铃、诃子、乌梅、罂粟壳、五味子等。万全《幼科发挥·卷四》中明确指出：“久嗽，初得病时，因于风，未得发散，以渐而入于里，肺气益虚，遂成虚嗽，宜润肺兼发散，人参润肺散主之。久嗽不已，服上诸药不效，宜神应散（罂粟壳、杏仁、白胶香、人参、阿胶、麻黄、乌梅、桑白皮、款冬花、甘草）主之。气弱，必用之剂也，如气实不可服，宜家传葶苈丸主之。”

3.纳气平喘法

本法适用于肾虚哮喘，或暴喘欲脱之证。常用方剂如人参胡桃散、黑锡丹等，常用药物如白果、胡桃仁、沉香、五味子、蛤蚧、补骨脂、罂粟壳等。

《血证论》认为：“肾虚喘息者，以气之根源于肾。失血家，火甚水枯，不能化气，是以气短而喘，咳逆喘息，颊赤咽干，宜大补阴丸加牛膝、五味以潜降之。若是阴虚者，阳无所附，气不归根，地黄汤合生脉散加磁石、牛膝、沉香以滋纳之。若小水不化者，兼腰痛，乃是肾中之阳，不能化气，宜肾气丸治之，参附汤加五味、茯苓亦可。”

4.涩肠止泻法

本法适用于脾肾虚弱，滑利脱肛之证。常用方剂如真人养脏汤、四神丸、益黄散等，常用药物如诃子、芡实、肉豆蔻、秦皮、石榴皮、乌梅、赤石脂、禹余粮、罂粟壳等。万全治泻强调治病的阶段性，如《幼科指南心法》云：“初次且行淡渗，温中以次施行，三升四涩救孩婴，此次古今永定。”若升提仍不显效，是久泻肾气不固，大肠滑脱，应改行固涩之法，用人参、白术、煨姜、炙甘草、乌梅、罂粟壳、升麻、诃子、白芍、当归，姜、枣为引。

5.缩泉止遗法

本法适用于下元虚冷，尿多、尿频、遗尿或小便失禁之证。常用方剂如缩泉丸、桑螵蛸散等，常用药物如桑螵蛸、金樱子、覆盆子、益智仁、芡实等。

《婴童百问》用“破故纸散治小儿夜间尿床，由膀胱冷，夜属阴，小便不禁，睡里自出”。破故纸一味炒为末，热汤调下。《幼科折衷》云：“睡里自出，谓之尿床。此皆肾与膀胱虚而夹冷所致也，以鸡肠散（桂枝、煅龙骨、煅牡蛎、茯苓、炒桑螵蛸、鸡肠）主之，然益智、破故纸之类，亦不可缺。”

6.回阳固脱法

参见温法。

7.涩敛止血法

参见调血法。

收涩方药大多具有强壮、镇静、镇静、止泻、止血、止汗、抗利尿等作用，故可用于因虚所致津液气血滑脱遗漏之证；又由于敛涩作用显著，也常用于危重急症。从中医基本理论讲，固涩药物一般不宜用于病初或邪实之证，以免滞邪。但从现代许多报道来看，攻邪与收涩相结合，疗效很好，而且很少或不产生副作用，比如治泄泻、咳喘等证，但在应用时尚应强调在针对病因治疗的基础上适当选用涩敛药物以控制或缓解症状。而且据现代有关药理研究，已证实不少收涩药物同样也具有抗菌消炎作用，如诃子、乌梅、石榴皮、秦皮等。

十五、开窍法

开窍法是运用香窜通窍醒神的药物治疗窍闭神昏证的方法。由于病证有寒闭、热闭的不同，开窍法也有温开、凉开的区别。

1.温开法

温开法即辟秽开窍法。适用于湿浊秽毒弥漫，上蒙心窍，而致神昏闷乱，痰浊壅盛，牙关紧闭，或口吐白沫，苔白，脉迟等症。常用方剂如苏合香丸、玉枢丹等，常用药物如苏合香、安息香、檀香、木香、丁香、麝香、细辛、石菖蒲、樟脑之类。若因痰浊阻络，心窍闭塞而致失语呆痴，或痰浊蒙蔽清窍而致头目不利，耳聋耳鸣，也可采用本法。亦可用于中暑，《时病论》云：“盖中暑忽然而发，如矢石之中人也，不似伤暑初则寒热无汗，或壮热蒸汗之可比。是病忽然闷倒，昏不知人，躯热汗微，气喘不语，牙关微紧，抑或口开，状若中风，但无口眼㖞斜之别，其脉洪濡，或滑而数。缘其人不辞劳苦，赤日中行，酷暑之气，鼓动其痰，痰阻心包所致，宜清暑开痰法治之。如果手足厥冷，名曰暑厥，宜苏合香丸化开灌之，或以来复丹研末，白汤灌之，或以蒜水灌之，或剥蒜肉入鼻中，皆取其通窍也。”

2.凉开法

凉开法即清心开窍法。适用于热病邪热内陷心营、痰热蒙蔽心包，而见壮热烦躁，谵语神昏。常用方剂如安宫牛黄丸、牛黄清心丸、紫雪丹等，常用药物如水牛角、牛黄、石菖蒲、郁金、麝香、冰片、琥珀等。

叶天士亦用凉开法治急惊，但“必询病因，察时候治之”，凡热邪塞窍、神迷昏愦，药选龙、荟、芩、连、冰、麝等，取其苦寒直降，咸苦走下，辛香通里窍之闭，如牛黄丸、至宝丹、紫雪丹皆可选用。又指出：“钩藤、丹皮之属，仅泄少阳胆热，与急惊暴热内闭之证无益。若火热劫烁血液，苦寒咸寒不中与也，宜用犀角地黄汤（犀角、地黄、白芍、丹皮）之属。”叶天士所谓清络热必兼芳香，开里窍以清神识是也。

开窍药物大多具有强心、兴奋中枢神经系统的作用，还有抗菌消炎等作用。应用开窍法时应分辨寒闭还是热闭，另外闭证和厥证、脱证往往互见，应注意鉴别，一旦出现脱证，当急予固脱为要，不可开窍。王大纶认为：“金石之药，取以镇惊安神，多服令儿痴呆，麝香、冰片用以通窍，多服反泄真元。”

十六、镇惊安神法

镇惊安神法是运用重镇的金石类药物或介类药物或虫类药物为主，组成镇惊安神方剂，以治疗惊惕不安，心悸失眠，夜啼夜惊，甚则导致惊风的病证。小儿神情怯弱，易受惊恐，惊悸证较成人为多。常用方剂如桂枝龙骨牡蛎汤、安神丸、远志丸、珍珠母丸等，常用药物如龙骨、牡蛎、朱砂、远志、磁石、珍珠母、酸枣仁、柏子仁、蝉蜕、白僵蚕等。金石重镇药物只宜暂用，不可多服久服，否则可损心伤脾，特别是某些有毒性的药物如朱砂等，宜慎用。《小儿药证直诀》云：“心病，多叫哭惊悸，手足动摇，发热饮水。”“心主惊，实则叫哭发热，饮水而搐；虚则卧而悸动不安。”“邪热乘心也，当安心，安神丸（马牙硝、白茯苓、麦门冬、山药、龙脑、寒水石、朱砂、甘草）主之，有朱砂入心以重坠镇惊，配以寒水石、龙脑等味泻心实热。”“淡红，心虚热，生犀散（犀角、地骨皮、柴胡、葛根、赤芍、甘草）主之。”犀角清心凉血，配以柴胡、葛根、地骨皮、赤芍、甘草等味以散邪气、敛肝阴、退虚热。

万全云：急惊风“有不内外因，如有惊恐，或客忤中恶得之，盖心藏神，惊有伤神，肾藏志与精，恐有伤肾……小儿神志怯弱，猝有惊恐，所以精神溃乱，魂魄飞扬，气逆痰聚，乃发搐也。客忤中恶，出其不意……宜先去其痰，辰砂膏（朱砂、雄黄、牙硝、金箔、银箔、白附子、人参、枳壳、川芎、黄连、远志、麝香）主之，后安其神，琥珀抱龙丸主之，有热，东垣安神丸”。

十七、驱虫法

驱虫法是驱杀体内寄生虫的方法。常见寄生虫主要有蛔虫、蛲虫、钩虫、绦虫、姜片虫等。杀虫药物对各种寄生虫的杀虫效果不一样，应有所选择；同时在应用驱虫法时还应辨证，针对病情轻重缓急分别选用杀虫、安蛔或逐虫诸法。

1.杀虫法

本法适用于普通虫证，目的在于杀死虫体并使虫体排出体外。常用方剂有杀蛔虫的如化虫丸、使君子散；杀蛲虫的如驱蛲虫方（验方：使君子、榧子），并配合百部煎剂灌肠等治疗；杀绦虫的如驱绦汤（验方：南瓜子、槟榔）；杀姜片虫的如槟榧汤（验方：槟榔、榧子、大黄、木香）；杀钩虫的如贯众汤（验方：贯众、苦楝根皮、土荆芥、紫苏）等。一般来说，杀蛔虫宜选使君子、苦楝根皮，杀蛲虫宜选榧子、鹤虱、百部，杀钩虫宜选贯众、雷丸，杀绦虫宜选南瓜子、槟榔、雷丸。在选用杀虫药物时还宜数药同用，以奏良效，因中药单味杀虫力量不强，宜数药并用。

2.安蛔法

本法适用于蛔厥或因体弱暂不可杀虫驱虫者。治蛔厥常用乌梅丸，常用药以乌梅为主药，用量宜大，配合辛苦之品；体弱虫痛者，常用理中安蛔汤、肥儿丸等，并在健补脾胃的基础上，少佐杀虫安蛔之品，如乌梅、使君子、川椒等。安蛔法宜辛、苦、酸相合，虫得辛则伏，得苦则下，得酸则安，辛苦酸相合则虫体麻痹安伏，再佐微利通下之品，使虫体排出体外，这是中医治虫法的一个特点。《幼科折衷秘传真本》言：“蛔虫痛，口吐清水涎沫，或虫吐出，痛不堪忍。其症因食肥甘荤腥太早，故胃寒虫痛，其虫吐出，或生或死，痛甚危险。先以理中汤加乌梅水煎服，使胃暖不逆，次服使君子丸。又有大儿，面皖白而黄色，肉食倍进，肌体消瘦，腹中时痛，此蟞蛔虫杂于其间，以二圣丸下之。又有胃受极热，亦令虫痛，乍痛乍止，当以安虫为上，若以治虫，反伤胃气。因寒而痛，理中汤加乌梅水，或服热而动，用五苓散加乌梅水、生姜煎服。”

3.逐虫通腑法

本法即驱虫攻下法。适用于虫瘕证，即蛔虫性肠梗阻症。常用追虫丸。并在使用杀虫驱虫药物的同时合用推荡通腑之品，以畅通气机，逐下虫积，如槟榔、黑白丑、大黄、厚朴、枳实等。

杀虫中药大多具有麻痹虫体等作用，驱虫方剂通过辨证选药又具有泻下、抗菌、健胃、强壮作用，既可直接杀虫并排出虫体，又可安蛔止痛。根据病证的寒热虚实、病情的轻重缓急处方，是中医驱虫疗法的独到之处。

十八、吐法

吐法是指使用催吐药或其他能引起呕吐的物理刺激，使停痰宿食或毒物随呕吐排出的方法。本法适用于某些急症，如痰涎阻塞咽喉，妨碍呼吸；或食物停滞胃脘，胀满疼痛；或误食毒物时间不久，尚在胃部等。催吐诸方，除常用的瓜蒂散外，盐汤探吐亦不失为一简便效捷的治法。催吐的常用药物，实证用瓜蒂、藜芦、胆矾等药，虚证用参芦饮。

《景岳全书》中就有应用吐法治疗癫病、狂病的记载：“癫病多由痰气。凡气有所逆，痰有所滞，皆能壅闭经络，格塞心窍，故发则眩晕僵仆，口眼相引，目睛上视，手足搐搦，腰脊强直，食顷乃苏……痰逆气滞之甚，必用吐法，吐后随证调理之。”“凡狂病多因于火，此或以谋为失志，或以思虑郁结，屈无所伸，怒无所泄，以致肝胆气逆，木火合邪，是诚东方实证也。此其邪乘于心，则为神魂不守，邪乘于胃，则为暴横刚强，故治此，当以治火为先，而或痰或气，察其甚而兼治之。……若痰涎壅闭，气道不通，必须先用吐法，并当清其饮食，此治狂之要也。”秦景明《幼科折衷》云：“痫证皆因神气未固，惊则神不守舍。或饮食失节，脾胃受伤，积为痰饮，以致痰迷心窍而作。治法当寻火寻痰而治，宜服镇惊清心之剂。如痰涎胶固，此药未能驱逐。在上用吐法，吐后方用前药，痰实在里亦须下之。”万全用吐法治吐，他言道：“如食入即吐，有积在上焦胃脘也。上胃脘在咽喉之下、太仓之上口，名曰贲门。食方下咽，被积堵塞不得入胃，故吐出也，宜瓜蒂散吐之，此在上因而越之。吐，是用吐法，使积去，乳食得入也。”

陈复正《幼幼集成》中记载有盐汤吐法：“其法以温水调食盐略咸，一大碗，令儿服之。良久，以指探其喉间则吐，一吐即松。”

除了普通的催吐法外，搐鼻取嚏发散法亦可称为吐法的一个变法。吴尚先《理瀹骈文》云："大凡上焦有病，以药研细末，搐鼻取嚏发散为第一捷法。不独通关，急救用闻药也，连嚏数十次，则腠理自松，即解肌也；涕泪痰涎并出，胸中闷恶也宽，即吐法也。盖一嚏实兼汗、吐二法，不必服葱豉汤也。"可见，搐鼻取嚏发散法兼汗、吐二法之效，为急救佳法。

中风痰壅盛，也可用吐法治疗，《丹溪心法》云："中风大率主血虚有痰，治痰为先，次养血行血。……痰壅盛，口眼㖞斜，不能言，皆当用吐法。一吐不展，再吐。轻用瓜蒂一钱，或稀涎散，或虾汁，以虾半斤，入酱、葱、姜等料物，水煮。先吃虾，次饮汁，后以鹅翎探引。吐痰用虾，盖引其风出耳。重用藜芦半钱，或三分，加麝香少许，齑汁调吐。若口噤昏迷，灌入鼻内吐之。虚不可吐。"

谈金章用吐法治疗痰证，如"喉中如有物，咯不出，咽不下，此老痰也，重吐之，用瓜蒂散（瓜蒂、赤小豆、秫米）；凡人身上中下三部有块，是痰，问其平日好食何物，吐下后方用药。痰之为物，随气升降，无处不到，在肠胃可下而愈，在经络中非吐不可出，吐中就有发散之义。痰胶固及脉浮，俱用吐法。"

吐法的代表方剂包括瓜蒂散、参芦饮等，使用本法时应注意，体虚小儿应慎用。

第六章　骨伤治疗方法

治疗骨伤科疾病的方法大致可分为手法、手术、固定、练功、药物和其他疗法等几大类。

疾病的治疗应从整体观念出发，把局部与整体、结构与功能、内治与外治、固定与活动辨证地统一起来。另外，不同组织和不同类型的伤病，其治疗原则亦不相同。如骨折治疗的基本原则为整复复位、有效固定、药物治疗、功能锻炼；慢性筋骨病损的治疗原则为和合筋骨、筋为骨用、调和气血、扶正祛邪等。

第一节　手法疗法

手法是术者直接用手作用于患者体表特定的部位，用来治疗疾病的一种技术操作。清代吴谦《医宗金鉴·正骨心法要旨》曰："夫手法者，谓以两手安置所伤之筋骨，使仍复于旧也。"手法在骨伤科临床上应用十分广泛，如骨折、脱位的损伤，用手法起到纠正骨折错位和恢复关节对位的作用；急性伤筋、骨错缝，常用手法进行理筋、纠正关节错缝；对于慢性筋骨病损，则常用手法进行摸比（触摸、比对）检查，然后进行理筋按摩、松解粘连、调正关节，恢复关节的力学平衡；内伤患者，也有手法进行治疗，通过刺激经络穴位，达到舒通经气、调和气血的作用。

一、手法的分类

临床上根据手法的用途和作用，将手法分为理筋手法、正骨手法、上骱手法、通络手法四大类。理筋手法，是对筋（软组织）的急慢性损伤进行治疗的手法的统称。在整复骨折之时，处理软组织损伤的手法，亦可称为理筋手法。在历代名家所言的理筋手法之中，部分已经包含了调节关节位置和纠正小关节错位的手法；一些是复合手法，则是同时兼有对软组织的治疗和对小关节复位的治疗作用。对骨折进行整复的手法，称之为正骨手法。关节脱位又称“脱臼”“脱骱”“出髎”，故整复关节脱位的手法称之为上骱手法。而专用于循经导气、远离伤处进行按摩的治疗手法，则被一些医家用于骨折、筋伤、内伤之疾病，此类手法，称之为通络手法。理筋手法和通络手法，也常用于内伤和康复保健医疗。临床应用之时，根据需要常将手法有机结合使用。

二、手法的运用原则

施行手法以前，必须经过详细的检查，四诊合参，并结合影像学资料进行全面的分析，准确地掌握病情，确定病变部位和机制。医者应在头脑中形成一个伤患局部的立体形象，确切了解骨端在肢体内的方位，也就是“知其体相，识其部位”，从而达到“一旦临证，机触于外，巧生于内，手随心转，法从手出”“法之所施，患者不知其苦”的效果。作为手法操作者，要做到“有心有力”，即是心中明了如何操作，同时操作能力要达到所要的效果。概括来说，运用原则应稳、准、巧，切忌鲁莽粗暴，以免增加新的损伤。

三、理筋手法

理筋手法，是对筋（软组织）的急、慢性损伤进行治疗的手法的统称。机体肌肉、肌腱和韧带等软组织受伤后，筋离开正常的位置或功能状态发生了异常改变，正如《医宗金鉴·正骨心法要旨》记载筋伤的变化有“筋强、筋柔、筋歪、筋正、筋断、筋走、筋粗、筋寒、筋热”，均可“摸”而知之。骨关节正常的间隙或相对位置关系发生了细微的错缝，并引起关节活动范围受限，这就是所谓的“筋出槽、骨错缝”。在 2017 年版《中医临床诊疗术语》中对筋出槽、骨错缝进行了明确的定义。筋出槽是因间接暴力或慢性积累性外力作用下引起筋的形态结构、功能状态和位置关系发生异常所致。临床以局部疼痛，活动不利，触诊发现筋的张力增高，触及结节、条索，伴见明显压痛等为特征的伤筋病。骨错缝是因间接暴力或慢性积累性外力作用下引起骨关节细微移位所致。临床以局部疼痛，活动不利，触诊发现关节运动单元终末感增强、松动度下降，伴见明显压痛等为特征的伤筋病。通过施行理筋手法可使损伤的软组织抚顺理直归位、错缝的关节回复到正常位置，促进各种筋伤修复，关节的功能活动恢复正常，疼痛就可以缓解或消失，即所谓“顺则通，通则不痛”。

1.理筋手法的适应证

临床常用于急性和慢性软组织损伤，比如筋的急性损伤，局部肿痛，可用特殊的理筋手法以达到消肿止痛的作用，比如骨错缝在实施复位手法前，给予理筋揉筋手法；伤损日久，关节僵硬者，其筋亦粘连、僵直，需理筋手法在先，活动关节在后；慢性筋骨病损，大部分其病位在筋，更需理筋手法进行调治。理筋手法在达到修复筋伤之外，还可达到放松身心、解除痉挛、通络镇痛、增加血供、兴奋肌肉与神经等作用。

2.理筋手法的禁忌证

急性软组织损伤局部出血、肿胀严重；开放性损伤；可疑或已明确诊断有骨与关节及软组织肿瘤；骨关节结核、骨髓炎、化脓性关节炎等骨病；有严重心、肺、脑以及有出血倾向的血液病；有精神病，不能合作者；手法部位有严重皮肤损伤或皮肤病者；怀孕 3 个月内的孕妇，以及老年性骨质疏松的患者都要慎用手法。

3.常用理筋手法

（1）摆动类手法：是指以指、掌或腕关节作协调连续摆动的手法称摆动类手法。包括指推法、滚法和揉法。

1）指推法：用大拇指指端、指腹部或偏峰部着力于一定的部位或穴位上，以肘部为支点，前臂作主动摆动，带动腕部摆动和拇指关节作屈伸活动，使力持续作用于患部或穴位上，推动局部的筋肉。操作时用力、频率、摆动幅度要均匀，手法频率每分钟 120~160 次。

2）㨰法：㨰法是指操作者腕关节的屈伸运动和前臂的旋转复合运动，用腕背或前臂的滚动，对患者的某一部分进行按摩的方法。滚动幅度控制在 120° 左右，压力要均匀，动作要协调而有节律，不可跳动或用手背来回摩擦。

3）揉法：揉法分为指揉、掌揉、肘揉等，操作时，用手掌或手指或肘尖按压在患部皮肤上不移动，作圆形或旋转揉摩动作，反正方向不拘，要求动作协调有节律，一般速度每分钟 120~160 次。

（2）摩擦类手法：是指以掌、指或肘贴附在体表作直线或环旋移动的手法称摩擦类手法。包括摩法、擦法、推法、搓法及抹法等。

1）摩法：用单手或双手的手掌，或用指腹，或用示、中、环指并拢贴附于患处，缓慢地作直线或圆形抚摩动作。它是理筋手法中最轻柔的一种。根据用力大小可分作轻度按摩和深度按摩两种。

2）擦法：用手掌的大鱼际、掌根或小鱼际附着在一定部位，进行直线来回摩擦，使皮肤有红热舒适感。动作要均匀连续，频率每分钟100~120次。施法宜使用润滑剂，以防擦破皮肤。

3）推法：是指用手指、手掌或肘部着力于一定的部位上进行单向的直线运动，用指称指推法，用掌称掌推法，用肘称肘推法。操作时指、掌或肘要紧贴皮肤，保持一定的压力作用于深部组织。

4）搓法：是指用双手掌置于肢体两侧，相对用力作方向相反的来回快速揉搓，同时作上下往返移动的手法称搓法。操作时双手用力要对称，搓动要快，移动要慢。

5）抹法：是指用单手或双手指腹部紧贴皮肤，作上下或左右往返移动的方法称为抹法。

（3）振动类手法：是指以较高频率、节律性、轻重交替刺激的手法，持续作用于人体，称振动类手法。包括抖法和振法。

1）抖法：用双手握住患者的上肢或下肢远端，用力作连续的小幅度的上下颤动。操作时颤动幅度要小、频率要快。同时嘱患者充分放松肌肉。

2）振法：用手指或手掌着力在体表，以振动力作用于损伤部位的一种手法。有指振法和掌振法。操作时力量要集中于指端或手掌上，振动时频率快速、均匀，着力渗透、传导

（4）挤压类手法：用指、掌、肘或膝、足等部位对称性挤压患者体表的方法称挤压类手法，包括按、点、捏、拿、捻和踩跷等法。

1）按法：操作时着力部位要紧贴体表，按压方向要垂直用力。

2）点法：以手指着力于某一穴位，逐渐用力下压的手法。

3）捏法：用拇指和其余四指夹住肢体，相对用力挤压的手法。

4）拿法：是用拇指和其他各指相对用力，将肌肉或韧带等进行节律性提捏的手法。

5）捻法：用拇、示指捏住一定部位相对搓揉的手法。

6）踩跷法：患者俯卧，术者双手牵扶于引具上，以控制自身体重和踩踏时的力量，同时用脚踩踏患者腰部作适当的弹起动作，足尖不能离开腰部。根据患者体质，可逐渐增加踩踏力量和弹起力度，嘱患者随着弹起的节奏，配合呼吸，踩踏时呼气，跳起时吸气，切忌屏气。踩踏要均匀而有节奏。踩跷法适用于腰椎间盘突出症的患者，具有使突出的椎间盘还纳及松解粘连的作用。本法刺激量大，如操作不当，可引起脊椎、胸廓等损伤，应用时必须谨慎。

（5）叩击类手法：指用手指、手掌、拳背叩打体表的一类手法。包括拍、击、弹等法。

1）拍法：用虚掌拍打体表的手法。操作时，手指自然并拢，掌指关节微屈，平稳而有节奏地拍打患处。

2）击法：用拳背、掌根、掌侧小鱼际、指尖叩击体表的手法。分别称为拳击法、掌击法、侧击法、指击法。

（6）运动关节类手法：是指对关节作被动性活动的一类手法。包括摇法、背法、扳法。

1）摇法：是使关节作被动的环转运动的手法。常包括颈项部摇法：一手扶住患者头顶后部，另一手托住下颏，作左右环转摇动；肩关节摇法：一手扶患者肩部，另一手握住腕部或托住肘部，作环转摇动；髋关节摇法：患者仰卧位，髋膝屈曲，医者一手托住患者足跟，另一手扶住膝部、作髋关节环转摇动；踝关节摇法：一手托住患者足跟，另一手握住蹈趾部，作踝关节环转摇动。操作时动作要缓和，用力要稳，摇动方向和幅度须在各关节正常活动范围内进行，由小到大，循序渐进。

2）背法：术者和患者背靠背站立，两肘分别套住患者肘弯部，然后弯腰屈膝挺臀，将患者反背起，使其双脚离地，以牵伸患者腰脊柱，再作快速伸膝挺臀动作，同时以臀部着力颤动或摇动患者腰部的方法。

3）扳法：用双手作相反方向或同一方向用力扳动肢体称为扳法。不同部位有不同的扳法。颈项部有颈项斜扳法和旋转扳法。胸背部有扩胸牵引扳法和胸椎对抗复位法。腰部常用腰部斜扳法。

四、正骨手法

正骨手法又称整骨手法、接骨手法，主要用于骨折的复位。清代吴谦《医宗金鉴·正骨心法要旨》将正骨手法总结为摸、接、端、提、推、拿、按、摩八法。在此基础上，经中西医结合临床实践，总结形成正骨十法。

1.正骨手法的使用原则

（1）明确：正骨手法实施之前，需经过详细的临床检查及必要的影像等辅助检查，明确诊断，明确骨折的移位情况和类型，明确导致骨折的暴力方向，明确所伤部位的解剖和功能特点，以便做到“心中了了”，便于采用相对应的复位方法。

（2）及时：只要身体情况允许，整复时间越早越好。骨折后半小时内，局部疼痛、肿胀较轻，肌肉尚未发生痉挛，最易整复。伤后4~6小时内局部瘀血尚未凝结，整复也相对较易。一般成人伤后7~10日内可考虑整复，时间越久复位困难越大。

（3）稳妥：对骨折的复位，要求术者双手有良好的劲力，在需要的时候能应用爆发寸劲，同时又需要较长时间力量较大的拔伸牵引力，更需要心灵手巧，训练有素。另外，整复骨折时全神贯注，体会手下感觉，并随之调整动作和力度，做到“手随心转，巧从手出”。

（4）轻巧：实施正骨手法用力大小要恰到好处，使骨折端按设计要求移动，使复位准确有效，避免不必要的动作。施行正骨手法时要充分运用各种力学原理，掌握技巧，动作轻巧，切忌鲁莽粗暴。

（5）到位：按照不同部位骨折对对位、对线的要求，达到解剖对位或功能对位的要求。

（6）麻醉：伤后时间不长，上肢的简单骨折，估计整复较易者，选择骨折端的血肿浸润麻醉；如果伤后时间较长，或者是复杂骨折，估计复位有一定困难者，选择神经阻滞麻醉，也可采用全身麻醉。

2.正骨十法

（1）手摸心会：在整复骨折前，术者用手仔细在骨折局部触摸，结合X线片或者CT

等辅助检查，明确骨折的移位情况和类型，明确导致骨折的暴力方向，明确所伤部位的解剖和功能特点，整复过程中，要反复进行“手摸心会”，了解对位情况。这是施用手法前的首要步骤，且贯穿于正骨过程的始终。

（2）拔伸牵引：是正骨手法的基础，能纠正骨折后的短缩移位，恢复肢体的长度，以便进一步整复。有时需要数毫米的分离，才能进行侧方移位的矫正，即所谓“欲合先离，离而复合”。

（3）绕轴旋转：用来矫正骨折断端旋转移位。骨折有旋转畸形时，可由术者在拔伸下围绕肢体纵轴施行向左或向右的旋转手法，使骨折轴线相应对位，恢复肢体的正常轴线。使用此手法时，应遵守“以子求母”原则，即用骨折远端去对骨折近端。

（4）屈伸收展：用来矫正骨折断端成角移位。关节附近的骨折，容易发生成角畸形，这是因为短小的近关节侧的骨折端，受单一方向的肌肉牵拉过紧所致。对此类骨折，单靠牵引不但不能矫正畸形，甚至牵引力量越大成角也越大，只有将远侧骨折端连同与之形成一个整体的关节远端肢体共同牵向近侧骨折端所指的方向，成角才能矫正。如伸直型的肱骨髁上骨折，需在牵引下屈曲，而屈曲型则需伸直。

（5）成角折顶：用来矫正肌肉丰厚部位横断或锯齿形骨折的重叠移位。某些重叠移位骨折，仅靠拔伸牵引仍不能完全纠正时，可采用折顶手法，即以两拇指并列按压在突起的骨折端，其余四指环扣抵于下陷的骨折端，两手拇指用力下压，使骨折端成角增大；估计骨折两端的骨皮质已经对顶相接时，其余四指骤然上提反折，使之复位。

（6）反向回旋：是用于矫正斜形或螺旋形背对背骨折以及骨折断端间嵌有软组织的骨折。大斜形或螺旋形骨折，经拔伸牵引后重叠移位虽已纠正，但由于骨折尖端部分相互抵触，仍阻碍复位。此时在助手牵引维持下，术者一手握骨折近端，另一手握远端，做反方向回绕动作，使背对背变成面对面。骨折断端间有软组织嵌入时，常会影响复位，必须解除之。一般经拔伸牵引使周围软组织紧张，断端间隙增大后，软组织嵌入即可解除；如果仍未解除，就可用回旋手法使之解除，操作时可根据骨擦音的有无、强弱来判断断面是否接触。

（7）端挤提按：用来矫正侧方移位的骨折。根据骨折远端移位的方向，可分为内、外侧移位和前、后侧移位，端挤法用于纠正内外侧移位，提按法用于纠正前后侧移位。操作时，端挤是以两手掌或拇指分别按压在骨折远端和近端，按骨折移位的相反方向做横向夹挤，使其复位；提按是以两拇指按压突起的骨端，同时其余四指环扣陷下的骨端上提，即可纠正前后侧移位，即所谓“陷者复起，突者复平”。

（8）夹挤分骨：用于矫正并列部位的多骨或双骨折移位。操作时，在牵引的基础上术者用两拇指和示、中、环三指分别在骨折部的前后面或掌背侧对向夹挤骨间隙，使骨间膜张开，骨折断端承受分力向两侧分开，成角及侧方移位随即纠正。由于骨间膜的张力，而使骨折断端更加稳定，此时并列的双骨折就会像单骨折一样容易复位。

（9）摇摆纵压：用于检查横形或锯齿形骨折经整复后的复位效果。横断或锯齿形骨折断端之间经整复后可能仍有间隙，此手法可使骨折面紧密接触，有利于骨折复位后的稳定。横断骨折发生在干骺端松、密质骨交界处时，骨折整复固定后可用一手固定骨折部的夹板，另一手轻轻叩击骨折远端，使骨折断面紧密嵌插，整复可更加稳定。

（10）顺骨捋筋：用于骨折整复后理顺软组织的手法。“伤骨必伤筋”，在骨折整复后，施以轻柔的顺骨捋筋手法，用拇指及示、中指沿骨干周围上下轻轻推理数次移位、歪曲、反折的肌肉和肌腱，使骨折周围扭转曲折的肌肉、肌腱等软组织归位并舒展条顺。

五、上骱手法

上骱手法是指整复关节脱位的手法。晋代葛洪著《肘后备急方》在世界上最早记载了下颌关节脱位口腔内整复的方法：“令人两手牵其颐已，暂推之，急出大指，或咋伤也。”唐代蔺道人所创手牵足蹬法、椅背复位法等至今仍为临床所用。

1.上骱手法的使用原则

上骱手法使用时，应根据各关节的不同结构、骨端脱出的方向和位置，灵活地选用各种手法，本着欲合先离、原路返回的原则，利用杠杆原理，将脱位的骨端轻巧地通过关节囊破口返回原来的位置。

2.上骱手法的要求和适应证

对急性外伤性脱位，应争取早期手法复位。绝大多数关节脱位的患者可以通过闭合手法复位而获得满意的效果，即使某些合并骨折的脱位，骨折在关节脱位整复后也会随之复位。对陈旧性脱位者，如无外伤性骨化性肌炎、骨折、明显的骨质疏松等并发症，也可试行手法复位，或先行持续牵引后再行手法复位。对于大关节的脱位，在麻醉下进行复位，可提高复位的效率和减少患者的痛苦。

3.常用上骱手法技巧

（1）手摸心会：在阅读 X 光照片后，用手仔细触摸脱位部位，进一步辨明脱位的程度、方向和位置，了解局部软组织的张力，做到心中有数。

（2）拔伸牵引：操作时助手固定脱位关节的近端，术者握住伤肢的远端做对抗牵引，牵引的方向和力量要根据脱位的部位、类型、方向、程度以及患肢肌肉丰厚和紧张程度而定。必要时可用布带协助牵引，也可采用手拉足蹬同时进行。

（3）屈伸收展：在适当的拔伸牵引下，若能根据脱位的部位、类型，使用屈曲、伸直、内收、外展等手法，缓解某部肌肉和关节囊的紧张，就可促使脱位的骨端循原路返回而复位。屈伸收展手法可联合应用，亦可单独运用，或联合旋转回绕手法。

（4）端提挤按：是指在拔伸牵引的配合下采用端提挤按的手法，将脱出的骨端推送至原来的位置。如肩关节脱位时，在助手的牵引配合下，术者两拇指挤按肩峰，其余四指端提肱骨头入臼即可复位。

（5）摇晃松解：是用于陈旧性脱位的手法。对陈旧性脱位，因关节囊及关节周围软组织粘连挛缩，手法复位应在适当的麻醉下持续牵引，反复旋转摇晃脱位关节，然后再进行受伤关节的屈伸、收展等被动活动。活动范围由小至大，力度由轻至重，动作缓慢而稳健，直至脱位关节周围软组织的粘连得以充分松解。这是整复陈旧性脱位的关键步骤。

（6）理顺筋络：当脱位整复成功后，要施以轻柔的理筋手法，理顺筋络，并向关节稳定的方向做适当的被动活动，以达到解剖复位。

第二节　手术疗法

手术治疗骨伤科疾病在我国有着悠久的历史，随着现代骨科临床手术疗法的发展，手术疗法已成为中西医结合骨伤科学治疗骨伤科疾病的重要方法之一。

一、清创术

开放损伤的伤口，需要及时清创处理，以减少创口感染的机会，促进伤口愈合。清创术的内容包括止血、清除异物及污染、切除失去活力的组织、清洗伤口和消毒、修复损伤的组织和器官、及早关闭伤口，以达到防止感染、修复组织、覆盖创面的目的。开放性损伤，应争取在伤后6小时以内尽快实施清创术。先用肥皂水擦洗除伤口周围外的整个肢体，清除伤口周围皮肤的污垢，然后用安尔碘消毒伤口周围。用过氧化氢和生理盐水冲洗伤口三次。由浅及深，从皮肤、皮下组织、筋膜，应按组织层次有序地深入，清除异物、血凝块、已损毁的坏死组织，止血。先清创，并观察创口的污染情况、组织损伤程度，以及重要的血管神经和肌腱、肌肉、骨骼等组织器官的损伤情况。对神经、肌肉的断裂，彻底清创后应尽量缝合；不能一期缝合者，可先用黑丝线将神经两端按原位置悬缝在一起，待伤口愈合后再行二期缝合。

二、植骨术

植骨术，是利用患者自身的骨质（自体骨）或经过特殊处理的同种异体骨，移植于患者身体上指定部位的手术。主要适用于治疗骨折不连接、骨缺损或关节植骨融合等。这些植骨材料，最好来自患者自身的松质骨，如髂骨。还有来自特制的异体松质骨。混合自体骨，对异体骨植入生长有帮助。带有骨形态发生蛋白（BMP）的同种异体骨，相对于普通的同种异体骨，有较好的促进骨愈合作用。

三、截骨术（切骨术）

截骨术是将肢体的骨折通过手术的方法截断，重新调整骨骼的位置、力线及固定，以达到改变力线、改变长度、矫正畸形等目的手术。截骨术有楔形截骨术、旋转截骨术、移位截骨术、肢体延长术等。截骨术一般与内固定术一起，用于骨折畸形愈合或肢体的先天畸形。行截骨术前，应根据X线、螺旋CT片，准确地测定畸形的位置和角度，以及相应的截骨位置、方向和角度。

四、人工关节置换术

人工关节置换术是用一些生物材料或非生物材料制成的关节假体，用以替代病变的关节结构，恢复关节功能的手术。目前，人工关节置换术是治疗关节强直、严重的骨关节炎、因外伤或肿瘤切除后形成关节骨端大块骨缺损等的一种有效方法。用于制作人工关节的生物医学工程材料有金属材料（如钴铬钼合金）、高分子聚乙烯、陶瓷材料、碳素材料等。

五、脊柱椎板切除减压术

椎板减压术适用于颈椎、胸椎、腰椎原发性或继发性椎管狭窄患者，手术常通过椎板切除的方式，达到扩大椎管、解除压迫的目的。

六、椎弓根钉内固定术

随着20世纪80年代以后椎弓根螺钉器械经过不断改善得到广泛的接受，应用椎弓根螺钉结合植骨融合逐渐成为相关疾病的治疗金标准。椎弓根是脊椎上最为坚强的部分，是对脊柱进行操作和制动的有效作用点。椎弓根器械可以在获得有效固定的同时，维持脊柱的正常解剖，最大限度地保留脊柱的运动节段。在同一器械的不同节段，可以分别进行牵开、压缩、旋转、恢复前凸以及椎体的向前和向后平移。椎弓根钉技术应用广泛，退变性疾病、滑脱性疾病、脊柱畸形需要矫形、脊柱骨折固定、脊柱肿瘤、感染结核等骨病需要固定者，均可采用椎弓根钉内固定技术。随着器械的进步及微创理念的普及，经皮微创椎弓根钉置钉技术已经成为主流。近期，我国自主研发的“天玑”机器人导航辅助下椎弓根钉植入技术，已经普及，能够提高椎弓根钉置钉的准确性，减少射线，降低并发症的发生率。

七、闭合复位克氏针穿针固定术

闭合复位克氏针穿针固定术是在中医“筋骨并重，动静结合”的思想指导下，经过多年的临床实践逐步形成的一整套四肢骨与关节损伤手法复位经皮穿针内固定治疗技术。这些治疗方法具有操作简便，复位准确，损伤小，固定可靠，无手术切口瘢痕影响美观、并发症及后遗症少等优点，并且可大大减少患者的经济负担，在临床上应用广泛。

八、钢板内固定术

用金属螺钉、钢板、钢丝或骨板等物直接在断骨内或外面将断骨连接固定起来的手术，称为内固定术。这种手术多用于骨折切开复位术及切骨术，以保持折端的复位。内固定术的主要优点是可以较好地保持骨折的解剖复位，比单纯外固定直接而有效，特别在防止骨折端的剪式或旋转性活动方面更为有效。另外，有些内固定物有坚强的支撑作用，术后可以少用或不用外固定，可以减少外固定的范围和时间，坚强的内固定有利于伤肢的功能锻炼和早期起床，减少因长期卧床而引起的并发症（如坠积性肺炎、静脉血栓、膀胱结石等）。随着材料学的进步及对于骨折血运的关注程度的逐渐提高，骨折内固定的原则已经由AO原则（解剖复位、坚强的内固定，达到骨折的一期愈合）逐渐向BO原则转变（生物学固定，运用微创术式，通过改进内固定器材，达到保护骨与周围软组织血运的目的）。这与中医骨伤科学所提倡的“筋骨病重”理念相契合。

九、髓内钉技术

髓内钉技术科用于长骨骨干骨折、骨折不愈合、长骨干骨折后骨不连、长骨干骨折畸形愈合、长骨干骨折的骨延长/短缩、长骨中段的病理骨折、长骨关节端骨折（股骨颈骨折、股骨粗隆间骨折、股骨髁骨折）等多种用途，临床应用广泛。其具有可以控制骨折部位的轴向力线、带锁髓内钉可以防止骨折旋转畸形、降低了内置物断裂的风险；采用闭合及微创技术，降低了手术感染率；减少对骨膜血运的破坏、保留血肿内的有成骨作用的生长因子、扩髓碎屑具有自体植骨效应、肌肉收缩产生微动提供力学刺激等因素促进骨折愈合；

中心固定、弹性固定、应力分散避免应力遮挡作用，再骨折发生率低；固定牢固可以早期练功和负重；内固定取出通过小切口，微创等优点。

十、内镜技术

1.腰椎间盘经皮椎间孔内镜技术

随着脊柱内镜及手术器械的不断发展，经皮椎间孔内镜技术发生了重大的改变。它的主要手术方式是将直径适当的手术工作管道经椎间孔入路直接行椎间盘内或者椎管内突出或者脱出椎间盘的切除。随着器械及理念的进步，椎间孔镜技术的适应证逐渐由单纯的椎间盘突出向椎管狭窄转变，手术过程由“盲视”逐渐向“全程可视”转变。

2.关节镜技术

关节镜技术以小范围切开关节，基本保持关节原生理及解剖情况为特点，达到动态观察及针对性治疗的手术技术。通过内镜在显示器监视下进行关节软骨面及滑膜的修整、半月板切除、游离体摘除、韧带重建等工作，目前已经广泛应用于膝、髋、踝、肩、肘等多处关节。

第三节　固定疗法

固定是治疗损伤的重要措施之一。其主要目的是维持损伤整复后的良好位置，防止骨折、脱位及筋伤整复后再移位，保证损伤组织正常愈合和修复。

目前，临床上常用的固定分外固定和内固定两大类。外固定包括夹板固定、石膏固定和外固定支架固定以及支具固定；内固定包括切开复位内固定和闭合复位内固定。

一、夹板固定

骨折复位后选用不同的材料，如柳木板、竹板、杉树皮、纸板等，根据肢体的形态加以塑形，制成适用于各部位的夹板，并用扎带系缚，以固定垫配合保持复位后的位置，这种固定方法称为夹板固定。

1.材料与性能

（1）夹板：是根据伤肢的部位、长度及外形，做成的不同规格及塑形的薄板，是外固定的主要用具。夹板的性能要具备：①可塑性，根据肢体外形可塑形，以适应肢体生理性弯曲和弧度；②韧性，要有足够的支持力，能承受肢体的张力而不变形、不折断；③弹性，能适应肢体肌肉收缩和舒张时所产生的压力变化，保持持续固定复位作用；④吸附性和通透性，有利于肢体表面散热，避免发生皮炎和毛囊炎；⑤X 线穿透性，能被 X 线穿透，便于及时检查。

（2）压垫：又叫固定垫，可使夹板的固定力集中放大，产生压力或杠杆力，作用于骨折断端可起到固定和复位作用。一般安放在夹板与皮肤之间。其形状、厚薄、大小应根据骨折的部位、类型、移位情况而定。常用的压垫有以下几种。

（3）压垫的放置方法：应根据骨折的类型、移位情况决定，常用的有一垫、两垫、三垫固定法。

一垫固定法：直接压迫骨折片或骨折部位。多用于移位倾向较强的撕脱性骨折分离移位或较大的骨折片，如肱骨内上髁骨折、外髁骨折（空心垫）、桡骨头脱位（葫芦垫）等。

两垫固定法：适用于有侧方移位的骨折，骨折复位后，两垫分别置于两骨折端原有移位的一侧，以骨折线为界，两垫均不能超过骨折线，以防止骨折再发生侧方移位。

三垫固定法：适用于成角移位的骨折。骨折复位后，一垫置于骨折成角的角顶处骨折线上，另两垫分别置于靠近骨干两端的对侧，三垫形成杠杆力，以防止骨折再发生成角移位。

（4）扎带：扎带的约束力是夹板外固定力的来源。扎缚的方法是：上肢骨折扎 3 条扎带，下肢扎 4 条扎带，依次捆扎中间、远端、近端，缠绕两周后打活结扎在前侧或外侧夹板上。捆扎时其松紧度要适宜，捆扎后要求能提起扎带在夹板上下移动 1 cm。

2.适应证与禁忌证

（1）适应证：①四肢闭合性骨折经手法整复成功者。股骨干骨折因肌肉发达、收缩力大，需配合持续牵引。②关节内及近关节内骨折经手法整复成功者。③四肢开放性骨折，创面小或经处理闭合伤口者。④陈旧性四肢骨折运用手法整复者。

（2）禁忌证：①较严重的开放性骨折。②难以整复的关节内骨折和难以固定的骨折，如髌骨、股骨颈、骨盆骨折等。③肿胀严重伴有水疱者。④伤肢远端脉搏微弱，末梢血运较差或伴有血管损伤者。

3.固定方法

（1）选用合适的夹板和压垫：夹板有不同的种类和型号，使用时，应根据骨折的部位、类型，按照患者肢体的长短、粗细，选用适合的夹板和压垫。

（2）外敷药物：骨折复位后，两助手仍需把持肢体，以防骨折端再移位，术者将事先准备好的消肿止痛药膏敷在骨折部，外用绷带缠绕 1~2 圈，或以棉垫包裹患肢后用绷带缠绕固定，以防皮肤压伤，若皮肤有擦伤或已形成水疱，应在消毒后用消毒针头放空水疱，外敷消毒砚纱。

（3）放置压垫：将做好的压垫准确地放在肢体的适当部位，用胶布固定在绷带外面。

（4）安放夹板：根据各部骨折的具体要求，按照先前后、再两侧的顺序放置夹板。

（5）捆绑扎带：最后术者用 3~4 条扎带按中间、远端、近端的顺序依次绕夹板外面缠绑 2 圈后扎紧，并检查松紧度。除简单包扎法外，临床常用续增包扎法，其优点是夹板不易移动，肢体受压均匀，固定较为牢靠。固定时放置固定垫后，先放置两块起主要作用的夹板，以绷带包扎两周，再放置其他夹板，亦用绷带包扎，最后绑缚扎带 3~4 条。

4.夹板固定的注意事项

（1）观察患肢的血运，特别在固定后 3 日内更应注意观察肢端皮肤色泽、温度、感觉、肿胀、动脉搏动及被动活动情况。如发现肢端肿胀、疼痛、发凉、麻木、活动障碍和脉搏减弱或消失等，应及时处理，否则，肢体有发生缺血性肌挛缩，甚至坏疽的危险。

（2）调整扎带的松紧度，一般在固定后 4 日内，因复位的继发性损伤、部分浅静脉回流受阻、局部损伤性反应等，夹板内压力有上升趋势，应将布带及时放松一些；以后随着肿胀消退，夹板内压力日趋下降，扎带会变松，应及时调整，保持 1 cm 左右的正常移动度。

（3）若在压垫骨突起处出现固定性疼痛时，应及时拆开夹板进行检查，以防止发生压迫性溃疡。

二、石膏固定

石膏绷带有塑形好、固定可靠、便于护理、方便更换等特点。近代材料学的发展，出现了因冷热可变形高分子聚酯材料，用于骨折外伤的固定，因其比传统的石膏坚强、耐用、不怕水，可加热后调整形状，因而可以部分替代传统石膏应用。无论应用哪种石膏，都需要应用衬垫保护以免压疮。

1.常用石膏类型

（1）石膏托：将石膏绷带按需要长度折叠成石膏条，即石膏托。一般上肢石膏托需用石膏绷带 12~14 层，下肢石膏托需用石膏绷带 14~16 层。石膏托的宽度一般以能包围肢体周径的 2/3 左右为宜。

（2）石膏夹：按照做石膏托的方法制作石膏条，将两条石膏条带加衬垫分别置于被固定肢体的伸侧及屈侧或者内侧和外侧，再用绷带继续包缠而成。

（3）石膏管型：指用石膏绷带和石膏夹结合包缠固定肢体的方法，即在石膏夹板的基础上再用石膏绷带缠绕固定，使前后石膏条成为一个整体。

（4）躯干石膏：指采用石膏条带与石膏绷带相结合包缠固定躯干的方法，常用的躯干石膏有头胸石膏、颈胸石膏、石膏围领、肩“人”字石膏、石膏背心、石膏围腰及髋“人”字石膏等。

（5）其他类型：根据伤情或病情的需要，制成各种类型的石膏以达到外固定目的，如蛙式石膏、“U”形石膏等。

2.固定方法

（1）术前准备：石膏绷带浸泡水中 10~15 分钟后即开始凝结，因此，术前应做好准备工作，以免延误时间，影响固定效果。

1）材料准备：需用多少石膏绷带要预先估计好，拣出放在托盘内，用桶或盆盛 40℃左右温水备用，其他用具如石膏剪、石膏刀、剪刀、衬垫、绷带、胶布及有色铅笔等准备齐全。

2）患者肢体准备：将拟固定肢体用肥皂清洗干净，有伤口者应清洁换药，摆好伤肢关节功能位或特殊体位，并由专人扶持或置于石膏牵引架上。

3）人员分工：大型石膏固定包扎要 1 人负责体位，1 人制作石膏条并浸泡石膏，1~2 人包缠及抹制石膏。一般包扎石膏人数的多少根据石膏固定部位的大小情况而定。

（2）制作石膏条带：根据不同需要用石膏绷带来回反复折叠成不同长度、宽度和厚度的石膏条带，叠好后放入已准备好的温水中浸泡，待气泡冒净后取出，两手握住其两端，轻轻对挤，除去多余水分后，铺开抹平即可使用。

（3）制作石膏衬垫：石膏固定前应在石膏固定部位，根据需要制作相应的石膏衬垫或在骨骼隆起部、关节部垫以棉垫，以免影响血运或致皮肤受压坏死而形成压迫性溃疡。

（4）石膏包扎手法：一般于固定部位由上向下或由下向上缠绕，且以滚动方式进行，松紧要适度，每一圈石膏绷带应盖住前一圈绷带的 1/2 或 1/3。由于肢体粗细不等，当需要向上或向下移动绷带时，要提起绷带的松弛部并向肢体的后方折叠，切不可翻转绷带。操作要迅速、敏捷、准确，两手要互相配合，即用一手缠绕石膏绷带，另一手同时朝相反方向抹平。

3.并发症

（1）缺血性肌挛缩：石膏固定过紧，影响静脉回流和动脉供血，使肢体严重缺血，导致肌肉坏死、挛缩，甚至肢体坏疽。因神经受压和缺血可造成神经损伤，而发生肢体感觉和运动障碍。因而固定松紧应适当，术后应严密观察，及时处理。

（2）压迫性溃疡：多因石膏凹凸不平或关节处塑形不良压迫所致。一般患者表现为持续性局部疼痛不适，以致石膏局部有臭味及分泌物，应及时开窗检查进行处理。

（3）皮炎：石膏固定范围肢体的皮肤被长时间覆盖或汗液浸渍，常引起皮炎。有些因瘙痒而抓破皮肤引起感染。

（4）失用性萎缩、关节僵直：长时间的关节固定，必定引起关节不同程度的僵硬，并引起肌肉的萎缩。

三、外固定器固定

外固定器固定指将骨圆针或螺钉钻入骨折两断端后，在皮外固定于外固定架上，利用物理调节使骨折两断端达到良好对位和固定的方法，又称外固定架固定。其主要类型主要有单边架，半环、全环与三角式外固定架，平衡固定牵引架等。

1.单边架

在骨折的一侧上下端各穿一组钢针，穿过两侧骨皮质，但不穿越对侧的软组织。理想的单侧骨外固定装置，架子需轻巧而结实，装卸方便，固定稳靠，两端有加压和牵引设计；固定针的直径、长短合适可调，钻入骨质后咬合力强，与架子联成一体，固定力强，并有较好的抗旋转及抗屈伸剪力。

2.半环、全环与三角式外固定架

都属于多平面外固定架。是多平面穿针，属于较稳定的一种。它不会发生旋转与成角畸形，但结构复杂，安装较烦琐，体积也较大，因其连杆与针数较多，固定过于牢固，产生过大的应力遮挡效应，可能影响骨折愈合。国内孟和设计的全环式固定架除穿针较少外，还受到小夹板治疗骨折的启发，设计了几个能随意调整位置的压垫，以纠正其成角及侧方移位。国内李起鸿设计的半环式槽式固定架使用很方便，肢体完全可以平放在床上，便于处理开放伤口及护理。三角式外固定架为AO派所首创，可供2~3个方向的穿针，全针和半针相结合，以达到多向性固定，在欧洲广泛使用。

3.平衡固定牵引架

属于单针双边外固定架。是把单根斯氏针穿过股骨髁上，在大腿根部套一固定环，内外侧连接伸缩杆，治疗股骨干骨折。其特点是稳定性差，常需配合小夹板固定。

四、支具治疗

随着材料学的进步，支具疗法具有固定牢稳、轻便、舒适、透气性好的特点，其运用越来越广泛。支具是一种置于身体外部，限制身体的某项运动，从而辅助手术治疗的效果，或直接用于非手术治疗的外固定。另外，在外固定的基础上加上压点，就可以成为矫形支具，用于身体畸形的矫正治疗。目前随着 3D 打印技术的进步，对于一些矫形支具，可量身定做。

1.头颈胸背心外固定架

适应证：颈椎损伤（含寰枢椎骨折、齿状突骨折）；颈椎畸形（术前、术中、术后应用）；颈椎炎症（结核及其他炎症所致的不稳定）；颈椎肿瘤（术前、术中、术后应用）；因手术中其他原因所致颈椎不稳定。

2.脊柱侧弯矫形器

适应证：主要用于胸、腰段（多用于 T_{10} 以下）的 Cobb 角小于 45° 的特发性脊柱侧弯患者。使用说明：产品为定制品，需按大小或形状进行修改或调整通过额状面上的三点固定。加腹压产生对脊柱的牵引力来矫正脊柱。

3.肩外展支架

适应证：主要用于肩关节术后固定、棘上肌腱断裂、肩关节骨折脱位整复后臂丛神经麻痹、急性肩周炎等，可将肩关节固定在外展（30°~170°）前屈位。

4.长型膝锁定矫形器

适应证：长型膝锁定矫形器，稳定性更强，带多转动轴的关节铰链，可将膝关节固定多种角度，还可以防止膝关节过度伸展，适用于膝部韧带受损及膝部稳定性减弱需固定者。

另外，亦有颈椎支具、踝关节支具，以及针对截瘫患者的支具等。支具的佩戴必须合适，维持及时，以保持良好的固定与体位。防止压疮或血管、神经受压损伤，继发畸形等。

五、内固定术

内固定是在骨折复位后，通过置入金属固定物用来维持复位的一种方法。临床有两种置入方法：一是切开复位后置入；二是闭合复位后，在 X 线机等影像设备的监视下插入。

1.材料与性能

目前常用的内固定材料有镍钼不锈钢、钴合金钢、钛合金钢、钴铬钼合金钢等，以钛合金的生物相容性为佳。少数的骨折部位，如胫骨内踝骨折可用可降解的聚乙烯材料。

2.器材与应用

常用的有螺钉、接骨板、髓内针、不锈钢丝、骨圆针、空心钉以及脊柱前后路内固定器材等。手术所用的特殊器械也需准备，如骨折内固定手术时所用的电钻、螺丝刀、固定器、持钉器、测钉针、持骨器、骨撬等，脊柱骨折内固定手术所用的一般为成套的脊柱复位和内固定器械。

第四节　药物疗法

药物疗法是骨伤科疾病治疗的主要组成部分，按照其作用途径，可分为内服药物、外用药物两大类。无论药物的外治法或者内治法，都是在中医学整体观念的指导下，中医辨证施治贯穿始终。

一、内治法

（一）急性创伤内治法

急性创伤包含单纯的软组织损伤及以合并骨折的软组织损伤，伤骨必伤筋，筋骨损伤难以截然分开，故可一并而论。根据中医学“损伤一证，专从血论”“气伤痛，形伤肿”“瘀血不去则新血不生”“恶血必归于肝”，以及“肝主筋”“肾主骨”“脾主肌肉”等有关气血经络、筋与脏腑内在联系的整体观念等理论，临床可分别采用活血化瘀、消肿止痛、舒筋活络、祛瘀生新以及补益肝肾、强筋壮骨和滋脾长肉等治法。

根据损伤性疾病的发展过程，一般分为初、中、后三期。损伤初期，由于气滞血瘀，肿痛较重，则以活血化瘀、消肿止痛为主；若瘀积化热或邪毒感染，迫血妄行，则以清热凉血、解毒化瘀为法；若气闭昏厥或瘀血攻心，宜急则治其标，以开窍醒神为法。损伤中期，肿胀渐趋消退，疼痛逐步减轻，但瘀阻未尽，仍应以活血化瘀、和营生新、接骨续筋为主。损伤后期，瘀肿已消，但筋骨尚未坚实，功能尚未恢复，则以补养气血、肝肾、脾胃，坚骨壮筋为主；而经络阻滞、筋脉拘挛、风寒湿痹、关节不利者，则以舒筋活络、温经散寒、祛风除湿为原则。

1.初期治法

清代陈士铎在《辨证录》中说："血不活者瘀不去，瘀不去则骨不能接也。"所以伤科在治疗上必须活血化瘀与理气止痛兼顾，调阴与和阳并重。损伤初期常用治法有攻下逐瘀法、行气消瘀法、清热凉血法、开窍通关法等。

（1）攻下逐瘀法：损伤初期络破血溢，气滞血瘀，脉络阻塞，瘀血不去，新血不生，变证多端。《素问•缪刺论》说："人有所堕坠，恶血留内，腹中胀满，不得前后，先饮利药。"根据《素问•至真要大论》"留者攻之"的原则，需及时应用攻下逐瘀法。本法适用于损伤初期蓄瘀，大便不通，腹胀，苔黄，脉滑数的体实患者。常用的方剂有桃核承气汤、大成汤、鸡鸣散、黎洞丸等加减。

攻下逐瘀法属下法，常用苦寒泻下药物以攻逐瘀血、通泄大便、排除积滞的治法，药效峻猛，临床不可滥用。对年老体弱、气血虚衰、妇女妊娠、经期及产后失血过多者，应当禁用或慎用该法。

（2）行气消瘀法：即行气活血法。为骨伤科常用的内治法。根据《素问•至真要大论》"结者散之"的原则，创伤后有气滞血瘀者，宜采用行气消瘀法。本法适用于气滞血瘀，肿胀疼痛，无里实热证，或宿伤而有瘀血内结，或有某种禁忌而不能用猛攻急下之患者。常用的方剂：以活血化瘀为主的有复元活血汤、活血止痛汤、活血化瘀汤；以行气为主的有柴胡疏肝散、加味乌药汤、金铃子散；行气活血并重的有膈下逐瘀汤、顺气活血汤、血府逐瘀汤等。临证可根据损伤的不同，或重于活血化瘀，或重于行气，或活血与行气并重而灵活选用。

行气消瘀法属于消法，具有消散瘀血的作用。行气消瘀方剂一般并不峻猛，如需逐瘀通下，可与攻下法配合。对于素体虚弱或年老体虚、妊娠产后、月经期间、幼儿等不宜猛攻破散者，可遵王好古"虚人不宜下者，宜四物汤加穿山甲"治之。

（3）开窍通关法：开窍通关法是以辛香走窜、开窍通关、镇心安神的药物来急救的一种方法，以治疗创伤后气血逆乱、气滞血瘀、瘀血攻心、神昏窍闭等危急重症。分别采用清心开窍法、豁痰开窍法、辟秽开窍法等治法，常用的方剂有苏合香丸、安宫牛黄丸、紫雪丹、玉枢丹、行军散等。

（4）清热凉血法：本法包括清热解毒、凉血活血两法。《素问•至真要大论》："治热以寒""热者寒之，温者清之"。本法适用于损伤后引起的瘀积化热、瘀热互结，或创伤感染，火毒内攻、迫血妄行、热毒蕴结之变证。常用的清热解毒方剂有五味消毒饮、黄连解毒汤；凉血活血方剂有犀角地黄汤、清营汤等。

清热凉血法属清法，是用性味寒凉药物以清泄邪热而止血的一种治法。寓活血于其中以祛瘀止血，又防寒凉过度，血遇寒则凝。多用于身体壮实之人患实热之证。若身体素虚，脏腑本寒，肠胃虚滑，或产后等虽有热证者，不可过用本法，以防止寒凉太过，《疡科选粹》曰："盖血见寒则凝。"出血过多时，需辅以补气摄血之法，以防气随血脱，必要时还应当结合输血、补液等疗法。

2.中期治法

损伤诸症经过初期治疗，肿痛减轻，但瘀肿尚未消尽，筋骨虽连而未坚，故损伤中期宜和营生新、接骨续损。其治疗以和、续法为基础，即活血化瘀的同时加补益气血药物，如当归、熟地黄、黄芪、何首乌、鹿角胶等；或加接骨续筋药物，如续断、补骨脂、骨碎补、煅狗骨、煅自然铜等。结合内伤气血、外伤筋骨的特点，损伤中期常用治法有和营止痛法、接骨续筋法。

（1）和营止痛法：适于损伤后，虽经消、下等法治疗，而气血瘀滞，肿痛未尽之证，常用方剂有和营止痛汤、定痛和血汤、正骨紫金丹、七厘散、和营通气散等。

（2）接骨续筋法：适用于损伤中期骨位已正，筋已理顺，筋骨已有连接但未坚实，尚有瘀血未去者。瘀血不去则新血不生，新血不生则骨不能合、筋不能续，故治宜接骨续筋药，佐以活血祛瘀。常用的方剂有接骨活血汤、新伤续断汤、接骨丹、接骨紫金丹、恒古骨伤愈合剂等。

3.后期治法

损伤后期，正气必虚。根据《素问·至真要大论》“损者益之”“虚则补之”的治则，可分别采用补气养血、补养脾胃、补益肝肾的补法。由于损伤日久，病久入络，筋脉粘连，关节挛缩，复感风寒湿邪，以致关节酸痛、屈伸不利者颇为多见，故又当采用舒筋活络、温经除痹等治法。损伤后期常用治法有补气养血法、补养脾胃法、补益肝肾法、温经通络法等。

（1）补气养血法：本法是使用补气养血药物，使气血旺盛而濡养筋骨的治疗方法。凡外伤筋骨，内伤气血以及长期卧床，出现各种气血亏损、筋骨萎弱等证候者均可用本法。常用方剂有以补气为主的四君子汤，以补血为主的四物汤，以及气血双补的八珍汤、十全大补汤。对损伤大出血而引起血脱者，补气养血法要及早使用，以防气随血脱，方选当归补血汤，重用黄芪。

使用补气养血法应注意，补血药多滋腻，素体脾胃虚弱者易引起纳呆、便溏，补血方内宜兼用健脾和胃之药。阴虚内热、肝阳上亢者，忌用偏于辛温的补血药。此外，若跌仆损伤而瘀血未尽，体虚不任攻伐者，于补虚之中仍需酌用祛瘀药，以防留邪损正，积瘀为患。

（2）补养脾胃法：本法适用于损伤日久，耗伤正气，或由于长期卧床而导致脾胃气虚，运化失职者。治疗宜采用补养脾胃，以促进气血生化，使筋骨肌肉加速恢复。常用的方剂有补中益气汤、参苓白术散、健脾养胃汤、归脾丸等。

（3）补益肝肾法：本法又称强壮筋骨法。肝主筋，肾主骨，主腰脚。《素问·上古天真论》：“肝气衰，筋不能动。”《景岳全书·卷十五·腰痛》云：“腰痛之虚证，十居八九。”本法适用于损伤后期，年老体虚，筋骨萎弱，肢体关节屈伸不利，骨折愈合迟缓，骨质疏松而肝肾虚弱者。

临床应用本法时，应注意肝肾之间的相互联系及肾的阴阳偏盛。肝为肾之子，《难经》云“虚则补其母”，故肝虚者也应注意补肾，以滋水涵木，常用的方剂有壮筋养血汤、生血补髓汤。肾阴虚用六味地黄汤或左归丸；肾阳虚用金匮肾气丸或右归丸；筋骨萎软、疲乏衰弱者用健步虎潜丸、壮筋续骨丹等。在补益肝肾法中参以补气养血药，可增强养肝益肾的功效，加速损伤筋骨的康复。损伤后期，病情复杂，若出现阴虚火旺，可用知柏地黄丸或大补阴丸，滋阴降火。

（4）温经通络法：温经通络法属温法。根据《素问·至真要大论》“劳者温之”“损者益之”的治则，本法使用温性或热性的祛风、散寒、除湿药物，并佐以调和营卫或补益肝肾之药，以求达到驱除留注于骨与关节经络之风寒湿邪，使血活筋舒、关节滑利、经络畅通。适用于一般损伤后气血运行不畅，或因阳气不足，腠理空虚，风寒湿邪滞留或筋骨损伤日久，气血凝滞，经络不通之变证。常用方剂有麻桂温经汤、乌头汤、大红丸、大活络丹、小活络丹等。

需要说明的是，以上治法是临证应用时应遵循的一般原则。如骨折后肿胀不严重者，往往可直接用接骨续筋法，佐活血化瘀之药；开放性损伤，在止血以后，也应根据证候而运用上述疗法。如失血过多者，急需补气摄血法以急固其气，防止虚脱。临证时变化多端，错综复杂，必须灵活变通，审慎辨证，正确施治，不可拘泥和机械地分期。

（二）骨病内治法

骨病的发生与损伤可能有关，但其病理变化和临床表现与损伤显然不同，因此在治疗上有其特殊性，如骨髓炎、骨结核等症，必须外治与内治并重。在应用内治法时必须确定疾病的性质，明确患者的体质，辨明其阴阳、虚实、表里、寒热，分初起、成脓及溃后三期进行治疗。

一般来讲，疮疡初起未成脓者宜用内消法，控制毒邪，消散于早期；中期疮已形成，则用托毒透脓之内托法；后期溃疡，毒势已泄，则宜用补益之法，生肌长肉，强壮筋骨，才能顺利愈合，迅速康复。但在病情复杂之时，往往数法合用。其他如兼有痰结者加用祛痰法，湿阻者加利湿药物，气血凝滞者佐以行气活血和营等法。骨病常用的治法有清热解毒法、温阳散寒法、祛痰散结法、祛邪通络法等。

1.清热解毒法

适用于急性骨髓炎，热毒蕴结于筋骨或内攻营血诸证。骨髓炎早期可用五味消毒饮、黄连解毒汤或仙方活命饮合五神汤加减。如热毒重者加黄连、黄檗、生山栀，有损伤史者加桃仁、红花；热毒在血分的实证，疮疡兼见高热烦躁、口渴不多饮、舌绛、脉细数者，可加用生地黄、赤芍、牡丹皮等；热毒内陷或有走黄重急之征象，症见神昏谵语或昏沉不语者，当加用清心开窍之药，如安宫牛黄丸、紫雪丹等。本法是用寒凉的药物使内蕴之热毒清泄，因血喜温而恶寒，寒则气血凝滞不行，故不宜寒凉太过。

2.温阳散寒法

适用于阴寒内盛之骨痨（骨结核）或附骨疽（慢性骨髓炎）。本法是用温阳通络的药物，使阴寒凝滞之邪得以驱散。流痰初起，患处漫肿酸痛，不红不热，形体恶寒，口不作渴，小便清利，苔白，脉迟等内有虚寒现象者，可选用阳和汤加减。

3.祛痰散结法

适用于骨病见无名肿块，痰浊留滞于肌肉或经隧关节者。骨病的瘤瘕积聚均为痰滞交阻、气血凝留所致。此外，外感六淫或内伤情志，以及体质虚弱等，亦能使气机阻滞，液聚成痰。本法在临床运用时要针对不同病因，与下法、消法、和法等配合使用，才能达到化痰、消肿、软坚之目的。常用方剂有二陈汤、温胆汤、苓桂术甘汤等。

4.祛邪通络法

适用于风寒湿邪侵袭而引起的各种痹证。祛风、散寒、除湿、宣痹止痛为治疗痹证的基本原则，但由于各种痹证感邪性质及病理特点不同，辨证时还应灵活变通。常用方剂有蠲痹汤、独活寄生汤、三痹汤等。

对骨病中的一些杂症则以发汗解表、养阴清热、固涩收敛、祛湿和络、镇静安神法施治为主。但在具体运用时，必须根据具体病情，在基本治法中参合变化，灵活应用，对特殊病例尤需审慎辨证，正确施治。

二、药物外治法

外用药物治疗骨伤科疾病是中医骨伤科重要的疗法之一，它是在辨证论治的基础上，具体贯彻内外兼治，即局部与整体兼顾的主要手段。骨伤科外治法和方药相当丰富，按剂型可分为敷贴药、搽擦药、熏洗湿敷药与热熨药。

（一）敷贴药

外用药应用最多的是药膏、膏药和药粉3种。使用时将药物制剂直接敷贴在损伤局部，使药力发挥作用，可收到较好的疗效。

1.药膏（又称敷药或软膏）

（1）药膏的配制：将药碾成细末，然后选加饴糖、蜜、油、水、鲜草药汁、酒、醋或医用凡士林等，调匀如糊状，涂敷伤处。近代伤科各家的药膏用饴糖较多，主要是取其硬结后药物本身的作用和固定、保护伤处的作用。饴糖与药物的比例为3∶1。对于有创面的创伤，都用药物与油类熬炼或拌匀制成的油膏，因其柔软，并有滋润创面的作用。

（2）药膏的种类

1）祛瘀消肿止痛类：适用于骨折、筋伤初期肿胀疼痛剧烈者，可选用消瘀止痛药膏、定痛膏、双柏膏、消肿散等药膏外敷。

2）舒筋活血类：适用于扭挫伤筋、肿痛逐步减退的中期患者。可选用三色敷药、舒筋活络药膏、活血散等药膏外敷。

3）接骨续筋类：适用于骨折整复后，位置良好，肿痛消退之中期患者。可选用接骨续筋药膏，外用接骨散、驳骨散等药膏外敷。

4）温经通络、祛风散寒除湿类：适用于损伤日久，复感风寒湿邪，肿痛加剧者。可用温经通络药膏外敷；或用舒筋活络类药膏，酌加祛风散寒、除湿的药物外敷。

5）清热解毒类：适用于伤后感染邪毒，局部红、肿、热、痛者。可选用金黄膏、四黄膏等药膏外敷。

6）生肌拔毒长肉类：适用于伤后创面感染者，可选用象皮膏、生肌玉红膏、红油膏等药膏外敷。

2.膏药

膏药古称为“薄贴”，是中医学外用药中的一种特有剂型。《肘后备急方》中就有关于膏药治法的记载，后世广泛地应用于内、外各科的治疗上，骨伤科临床应用更为普遍。

（1）膏药的配制：是将药物碾成细末，配以香油、黄丹或蜂蜡等基质炼制而成。

1）熬膏药肉：将药物浸于植物油中，主要用香油，即芝麻油加热熬炼后，再加入铅丹，又称黄丹或东丹，下丹收膏，制成的一种富有黏性，烊化后能固定于伤处的成药，称为膏或膏药肉。

2）摊膏药：将已熬成的膏药肉置于小锅中用文火加热烊化，然后将膏药摊在牛皮纸或布上备用，摊时应注意四面留边。

3）掺药法：膏药内药料掺合方法有 3 种：一是熬膏药时将药料浸在油中，使有效成分溶于油中；二是将小部分具有挥发性又不耐高温的药物，如乳香、没药、樟脑、冰片、丁香、肉桂等先研成细粉末，在摊膏药时将膏药肉在小锅中烊化后加入，搅拌均匀，使之融合于膏药中；三是将贵重的芳香开窍药物或特殊需要增加的药物，临用时加在膏药上。

（2）膏药的种类：按其功能可分为两类。

1）治损伤与寒湿类：适用于损伤的有坚骨壮筋膏；适用于风湿的有狗皮膏、伤湿宝珍膏等；适用于损伤与风湿兼顾者有万灵膏、损伤风湿膏等；适用于陈伤气血凝滞、筋膜粘连的有化坚膏。

2）提腐拔毒生肌类：适用于创伤而有创面溃疡的有太乙膏、陀僧膏，一般常在创面另加药粉，如九一丹、生肌散等。

（3）临床使用注意事项

1）膏药由较多的药物组成，适用于多种疾患。一般较多应用于筋伤、骨折的后期，若新伤初期有明显肿胀者，不宜使用。

2）对含有丹类药物的膏药，由于含四氧化三铅或一氧化铅，膏药亦有一定的毒性，可透皮吸收，亦中病即止，不可久用。

3.药粉

药粉即散剂，又称掺药。

（1）药粉的配制：是将药物碾成极细的粉末，收贮瓶内备用。使用时或将药粉直接掺于伤口处，或置于膏药上，将膏药烘热后贴于患处。

（2）药粉的分类：按其功用可分6类。

1）止血收口类：适用于一般创伤出血敷用，常用的有桃花散、花蕊石散、金枪铁扇散、如圣金刀散、云南白药等。

2）祛腐拔毒类：适用于创面腐脓未净，腐肉未去，或肉芽过长的患者。常用的有九一丹、七三丹以及红升丹、白降丹。

3）生肌长肉类：适用于脓水稀少，新肉难长的疮面。常用的有生肌八宝丹等，也可与祛腐拔毒类散剂掺和在一起应用。

4）温经散寒类：适用于损伤后期，气血凝滞，风寒湿邪痹阻疼痛的患者。常用的有丁桂散、桂麝散等。其他如《疡科纲要》之四温丹等都可掺在膏药内贴之。

5）活血止痛类：适用于损伤后局部瘀血阻滞肿痛者。常用的有四生散、代痛散等，具有活血止痛的作用。

6）取嚏通经类：适用于坠堕，不省人事，气塞不通者。常用的有通关散等，吹鼻中取嚏。

（二）搽擦药

搽擦药可直接涂擦于伤处，或在施行理筋手法时配合推擦等手法使用，或在热敷熏洗后进行自我按摩时涂搽。

1.酊剂

又称为外用药酒或外用药水，是用药与白酒、醋浸制而成，一般酒醋之比为8∶2，也有单用酒浸者。近年来还有用乙醇溶液浸泡加工炼制的，常用的有活血酒、伤筋药水、息伤乐酊、正骨水等，具有活血止痛、舒筋活络、追风祛寒的作用。

2.油膏与油剂

用香油把药物熬煎去渣后制成油剂，或加黄醋、白醋收膏炼制而成油膏。具有温经通络、消散瘀血的作用。适用于关节筋络寒湿冷痛等证，也可配合手法及练功前后做局部搽擦，常用的有跌打万花油、活络油膏、伤油膏等。

（三）熏洗湿敷药

1.热敷熏洗

唐代蔺道人《仙授理伤续断秘方》中就有论述，热敷熏洗的方法古称“淋拓”“淋渫”“淋洗”或“淋浴”，是将药物置于锅或盆中煮沸后熏洗患处的一种方法。具有舒松关节筋络、疏导腠理、流通气血、活血止痛的作用，用于关节强直拘挛、疼痛麻木或损伤兼夹风湿者均有卓效。多用于四肢关节的损伤，腰背部如有条件也可熏洗。常用的方药可分新伤瘀血积聚熏洗方和陈伤风湿冷痛熏洗方两种。

（1）新伤瘀血积聚熏洗方：散瘀和伤汤、海桐皮汤、舒筋活血洗方。

（2）陈伤风湿冷痛熏洗方：陈伤风湿冷痛及瘀血已初步消散者，用八仙逍遥汤、上肢损伤洗方、下肢损伤洗方等。

2.湿敷洗涤

湿敷洗涤古称“溻渍”“洗伤”等。现临床上把药制成水溶液，供创伤溃破伤口湿敷洗涤用，常用的有甘葱煎水、野菊花煎水、2%~20%黄檗溶液，以及蒲公英等鲜药煎汁。

（四）热熨药

热熨法是一种热疗方法。临床上多选用温经祛寒、行气活血止痛的药物，用布包裹，加热后熨患处，借助其热力作用于局部，适用于腰背躯体熏洗不便之处的新伤、陈伤。主要有以下几种。

1.坎离砂

又称风寒砂。适用于陈伤兼有风湿证者。

2.熨药

俗称“腾药”。适用于各种风寒湿肿痛。常用的有正骨烫药等。

3.其他

如用粗盐、黄沙、米糠、麸皮、吴茱萸等炒热后装入布袋中加热后熨患处，民间也用葱姜豉盐炒热，布包掩脐上治风寒。这些方法简便有效，适用于各种风寒湿型筋骨痹痛、腹胀痛、尿潴留等证。

参考文献

[1]叶任高.陆再英.内科学[M].北京：人民卫生出版社，2004.

[2]陈灏珠.实用内科学[M].北京：人民卫生出版社，2009.

[3]陈家伦.临床内分泌学[M].上海：上海科学技术出版社，2012.

[4]李乃卿.中西医结合外科学[M].北京：中国中医药出版社，2005.

[5]谭兴贵、廖泉清.中国民间特色疗法[M].长沙：湖南科学技术出版社，2006.

[6]吴志华.皮肤性病学[M].广州：广东科技出版社，2006.

[7]朱文锋、何清湖.现代中医临床诊断学[M].北京：人民卫生出版社，2003.

[8]叶任高，陆再英.内科学[M].6 版.北京：人民卫生出版社，2004.

[9]陈灏珠.实用内科学[M].12 版.北京：人民卫生出版社，2005.

[10]中华医学会.临床诊疗指南[M].北京：人民卫生出版社，2005.

[11]张伯臾.中医内科学[M].上海：上海科学技术出版社，1985.

[12]周仲瑛.中医内科学[M].北京：中国中医药出版社，2003.

